JN154558

100歳まで自分の足で歩ける

ひざ年齢 若返りメソッド

1日3分で
変形性
膝関節症の
痛みを軽減！

NPO法人　腰痛・膝痛チーム
医療研究所 理事長
リソークリニック院長
磐田振一郎

辰巳出版

■多くの人がひざの痛みに悩んでいる

「ひざが痛くて歩くのがツラい」
「昔はひざ痛を気にしないで、もっと旅行を楽しめたのに」
「ひざの痛みで、夜もまともに眠れない」

外来にいらっしゃる患者さんのお話を訊《き》くと、ひざの痛みのために、みなさんさまざまなことを我慢したり、諦めたりして生活を送っているのがわかります。

そもそもひざは、それより上の体を支える関節のため、立ったり歩いたりするだけでも相当な負荷がかかります。

365日、たった二つの小さな関節でその負荷に耐え続けているのですから、年齢とともに痛みが出てくるのも、おのずと頷けますね。

なかでも「変形性膝《ひざ》関節症」と呼ばれる病気は、50歳以上の日本人男性約10人に1人、同じく女性の約4人に1人が発症しているとされる、もっともありふれたひざ痛の原因疾患です。

男性よりも女性に多く、年齢が上がるほど罹患率が高くなる傾向にあります。60歳以上の女性では、なんと二人に一人が変形性膝関節症と言われるほどです。

変形性膝関節症は、太ももの骨（大腿骨《だいたいこつ》）と脛《すね》の骨（脛骨《けいこつ》）の間で、クッションの役割をしている軟骨がすり減ってしまう病気です。

クッションがなくなると土台となる骨がむき出しになり、ひざに体重がかかるたびに、むき出しになった骨と骨同士がぶつかって痛みが出ます。

場合によっては炎症が起こり、関節を取り囲む滑膜《かつまく》という膜から関節液（滑液）が過剰に滲み出て、ひざが大きく腫れ上がります。

これがいわゆる「ひざにお水が溜まった」状態です。

■ひざの健康が人生の質を左右する

変形性膝関節症は進行性の病気です。

ただし、10年、20年と非常にゆっくりとしたスピードで進行していきます。

つまり、変形性膝関節症を発症したとしても、早めに気づいて治療や生活習慣の改善に取り組むことで、長く歩ける脚を維持することが可能なのです。


私は、大学卒業後、各地の総合病院で人工関節手術を主軸に整形外科医として診療にあたってきました。

留学先の米国・スタンフォード大学では、MRIを活用したひざ軟骨の研究や、ひざの動作解析の研究に携わり、ひざ治療は私の専門中の専門です。

帰国し、都内で関節治療専門クリニックを開院してからも、週の後半は総合病院で手術を担当しています。

そうしてかれこれ20年以上、2000件を超えるひざ手術を行ってきた私ですが、以前から常々感じていたことがあります。

それが、

「人工関節手術に至る前の段階で、もっとどうにかならなかったのだろうか？」

「手術以外のもっと画期的な方法はないのだろうか？」

という苦い思いでした。

これは、クリニック開院のきっかけでもあります。


確かに人工関節手術は優れた手術です。

症例数も多くあり、今の日本の医療レベルであれば、安全かつクオリティの高い手術が受けられるでしょう。

しかし、約1カ月という長い入院期間が必要なこと、手術を受ける患者さんの精神的ストレス、休職中の経済的負担など、それなりのデメリットもともないます。

西洋医学と東洋医学の垣根を超えたひざメソッド

整形外科医が得意とする手術や薬物療法、リハビリテーションといった西洋医学のほかにも、患者さんのQOL（生活の質）を上げるような方法があるのではないか？

そこで目を向けたのが、鍼灸や整体、漢方をはじめとした東洋医学と、食事療法やサプリメントです。

これらのなかには、巷《ちまた》では一定の効果があると認識されながらも、科学的研究がなされなかったばかりに、整形外科医からは「根拠がない」という烙印を押され、遠ざけられてきたものも多くあります。

私は、副作用が少なく患者さんのメリットが大きい治療法であれば、どんなものでも取り入れるべきだと考え、鍼灸師や整体師などとともに、業界を超えた連携を図るための「NPO法人　腰痛・膝痛チーム医療研究所」を2009年に設立しました。

本書では、ひざ専門の整形外科医として私が長年診療に携わり得た経験に加え、鍼灸・漢方・整体などの東洋医学、サプリメント、運動療法、食生活などの幅広い観点から、ひざが痛くなったとしても100歳まで歩ける脚を手に入れるための方法、名付けて「ひざ若返りメソッド」をお届けします。

もちろん、まだひざが痛くない方にも、将来のひざ痛を予防するための今すぐ役に立つ内容が満載です。

これまでのように、ひざの痛みを我慢したり、好きなことを諦める必要はありません！

一人でも多くの方が、ずっと若々しいひざで、楽しい人生が送れることを願っています。

100歳まで自分の足で歩ける ひざ年齢若返りメソッド 目次

第2章 老化現象としてのひざの痛み

第3章 ひざ若返りメソッドで歩ける脚を取り戻す

第4章 整形外科専門医が知ってほしい最善の治療法

若返りメソッド
その❶

1日3分でできる

ひざ若返り体操のポイント

1 正しい姿勢をキープして行うことが大切です。
姿勢が正しくないと、
鍛えたい筋肉に負荷がかからず効果がありません。

---

2 記載回数はあくまでも目安で、これより少ない
回数でも問題ありません。体力や体調に合わせ、
無理のない範囲で続けましょう。

---

3 足の動作はゆっくりではなく、
ある程度のスピード感を持って動かしましょう。

---

4 ご紹介している３つの体操は、
ひざに痛みがある方でも安心して行えます。
毎日続けることが非常に重要です。

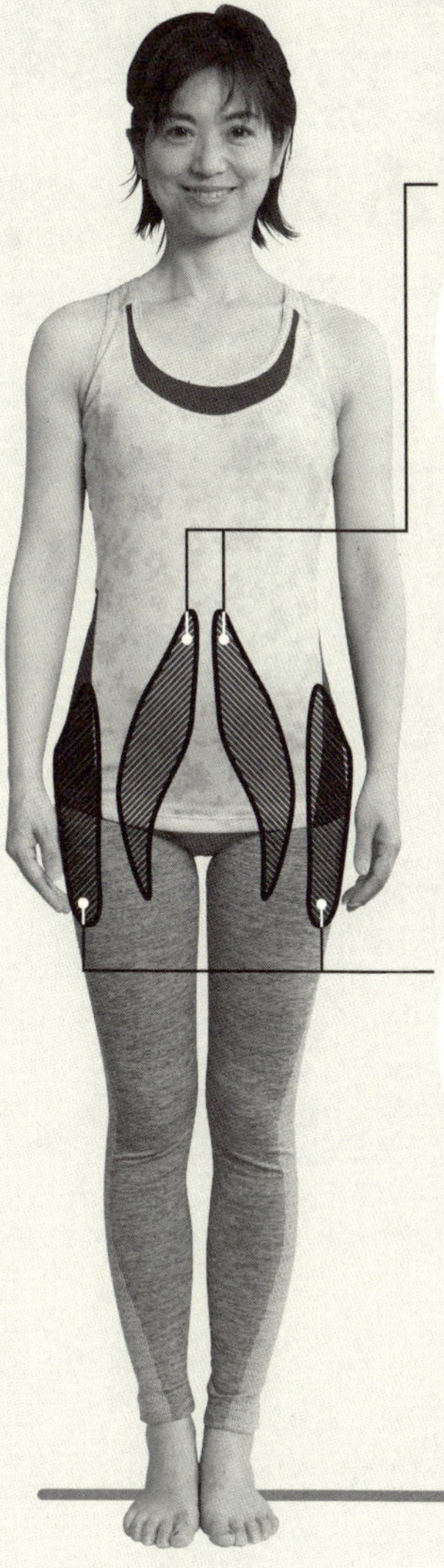

大腰筋《だいよう》を鍛える

腰の骨（腰椎《ようつい》）から太ももの骨（大腿骨）の内側を結ぶ、体と脚をつなげる唯一の筋肉です。体幹を支える筋肉で、外側から触れることはできません。大腰筋が衰えると、体を支える力が弱まり、その分ひざへの負荷が増してひざ痛の原因となります。

中殿筋《ちゅうでん》を鍛える

お尻の上部外側にある、骨盤と太もの骨（大腿骨）をつなげ、骨盤を支える筋肉です。比較的小さい筋肉で、衰えやすい特徴があります。中殿筋が衰えると、立っているときや歩行中の体の左右の揺れが大きくなり、ひざへダメージを与えます。

[redacted]

1分でできる

仰向けに寝て脚を上げる体操

大腰筋を鍛える体操です。
寝たまま行うため、ひざに負担をかけずに
体幹を鍛えることができます。

1 仰向けに寝ます

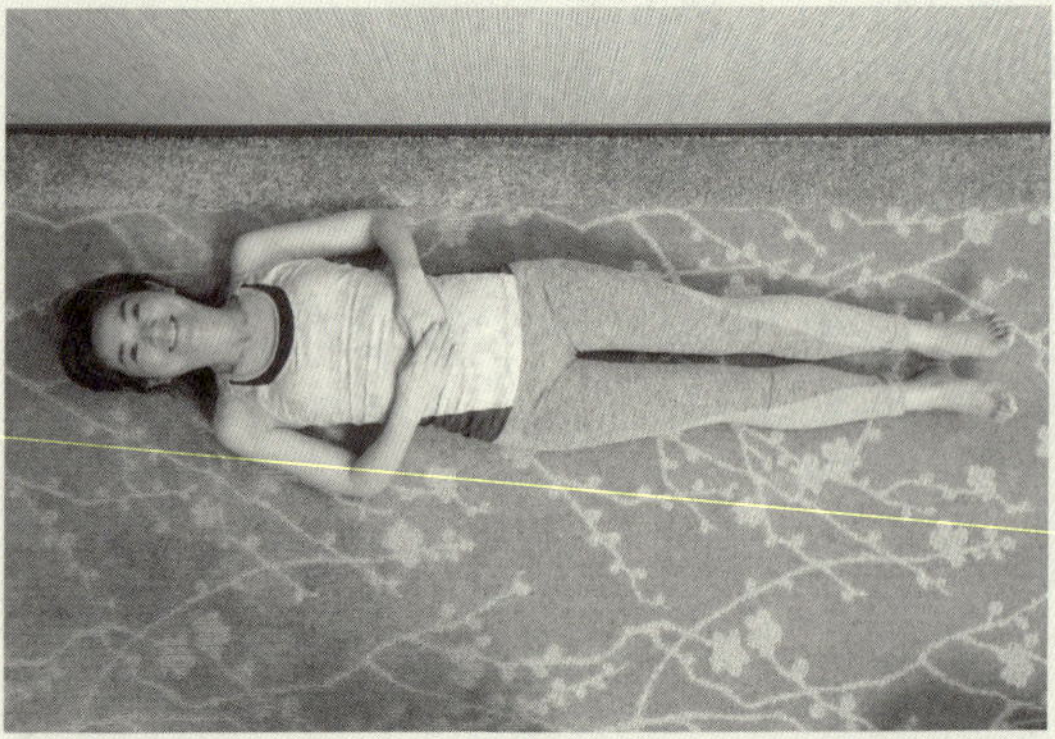

平らな場所に仰向けに寝ます。背すじはまっすぐにし、おへそが天井を向くようにしましょう。手は、床につけるかお腹の上にそっと置き、リラックスしましょう。

NG

□背すじが曲がっている
□骨盤が傾いて、おへそが天井を向いていない
□腕や身体にムダな力が入っている

2 片脚を外側へ開きます

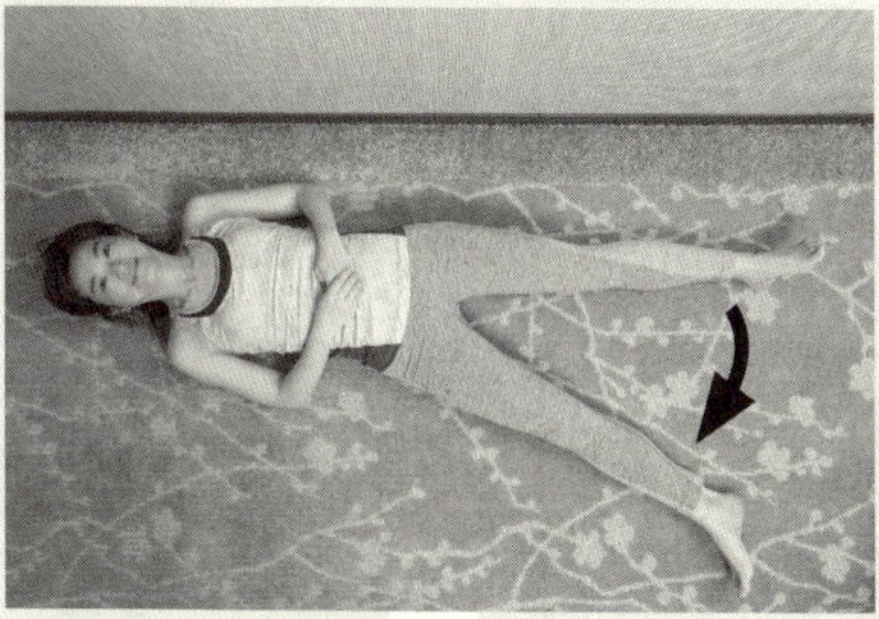

片方の脚を肩幅より少し広く外側へ開きます。そして、開いた脚のつま先を外側にひねります。つま先の向きがポイントです。

3 脚を上下にすばやく動かします

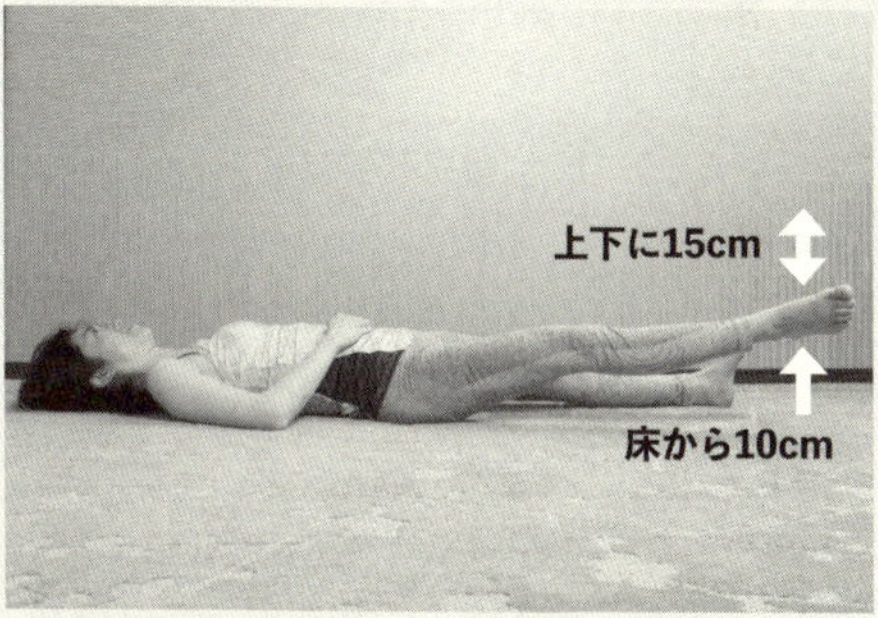

開いた片脚を床から10cm浮かせた状態を始点として、15cmほど脚をすばやく上下に動かします。脚が床につかないよう、お尻や腰が浮き上がらないように気をつけながら、左右の脚で各10回×3セットずつ行いましょう。

1分でできる

イスに座って脚を上げる体操

イスに座って大腰筋を鍛える体操です。
テレビを観ながらやデスクワークの合間にできるので、
積極的に取り入れましょう。

1 イスに浅く座ります

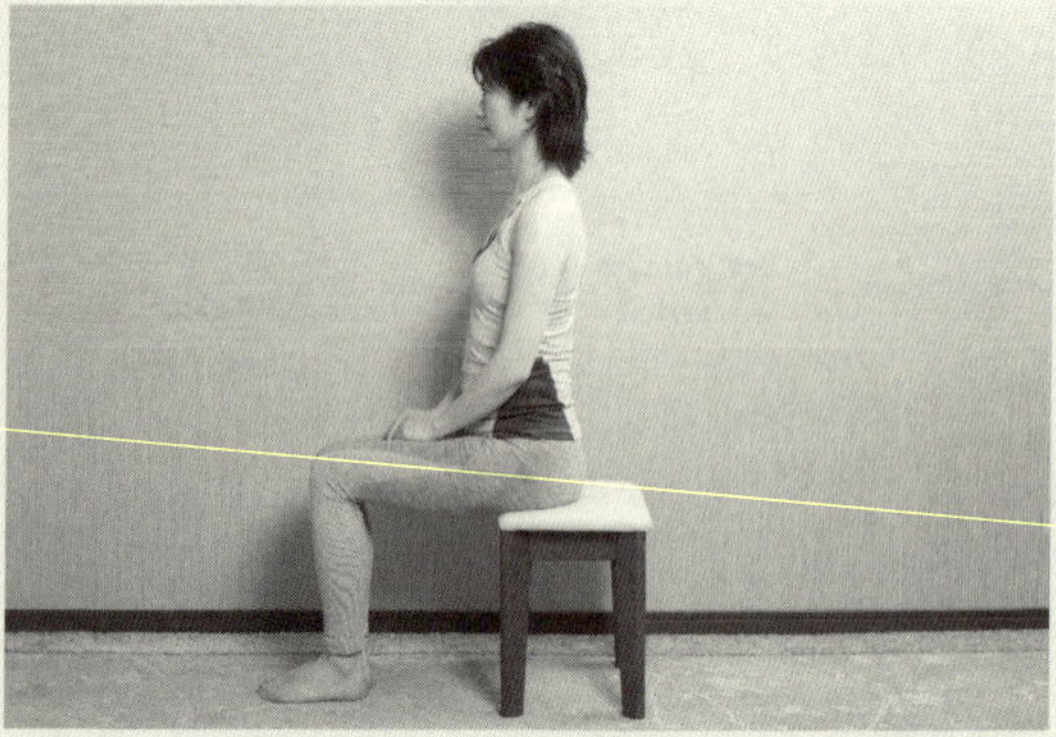

背すじを伸ばしてイスに座ります。足の裏が床にしっかりつくように少し浅く座りましょう。

NG

- □背中が丸まっている
- □イスに深く座りすぎる
- □体が斜めに傾いている

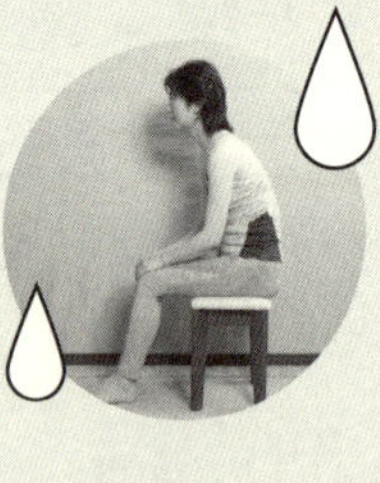

2 両脚を肩幅くらいに開きます

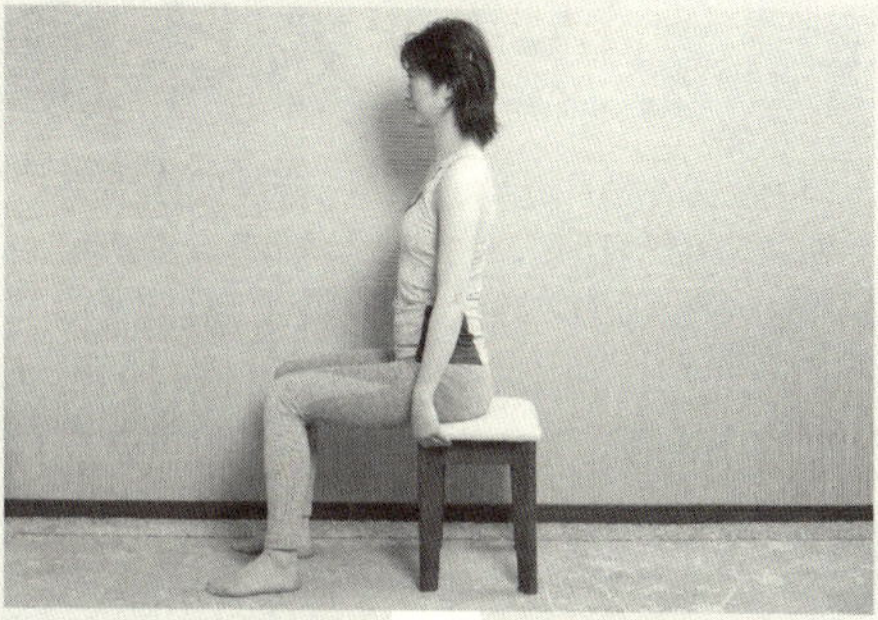

両脚を肩幅の広さに軽く開いて、ひざは直角に曲げましょう。両手は、イスの座面の端に添えるように軽く置きます。

3 太ももをすばやく上下に動かします

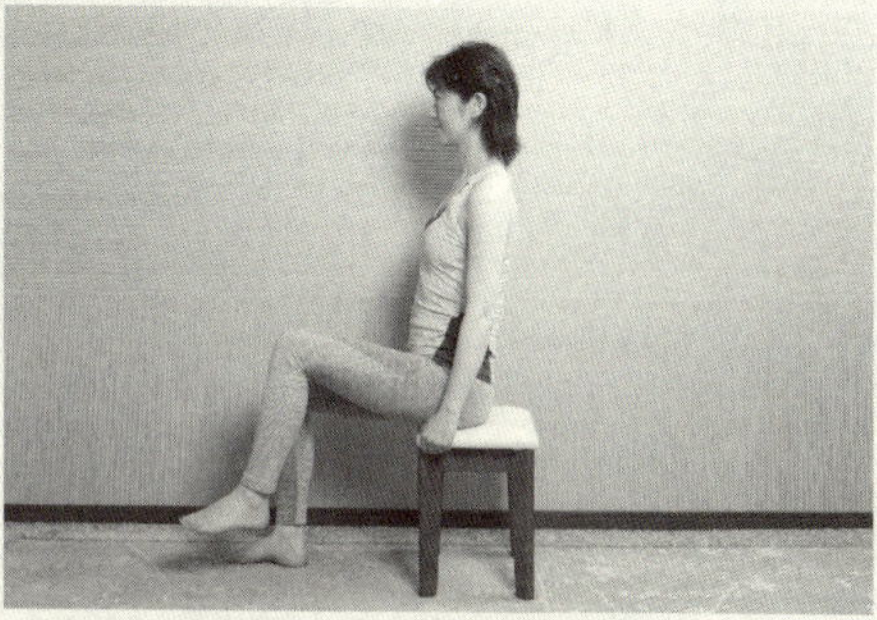

片方の太ももを10cmほどすばやく上下に動かしましょう。正しい姿勢がキープできる範囲で、スピード感を持って動かすのがポイントです。左右の脚で各10回×3セットずつ行ってください。

1分でできる

横に寝て脚を上げる体操

中殿筋を鍛える体操です。普段の生活で
あまり使われることのない筋肉ですから、
トレーニングでしっかり鍛えましょう。

1 横向きに寝ます

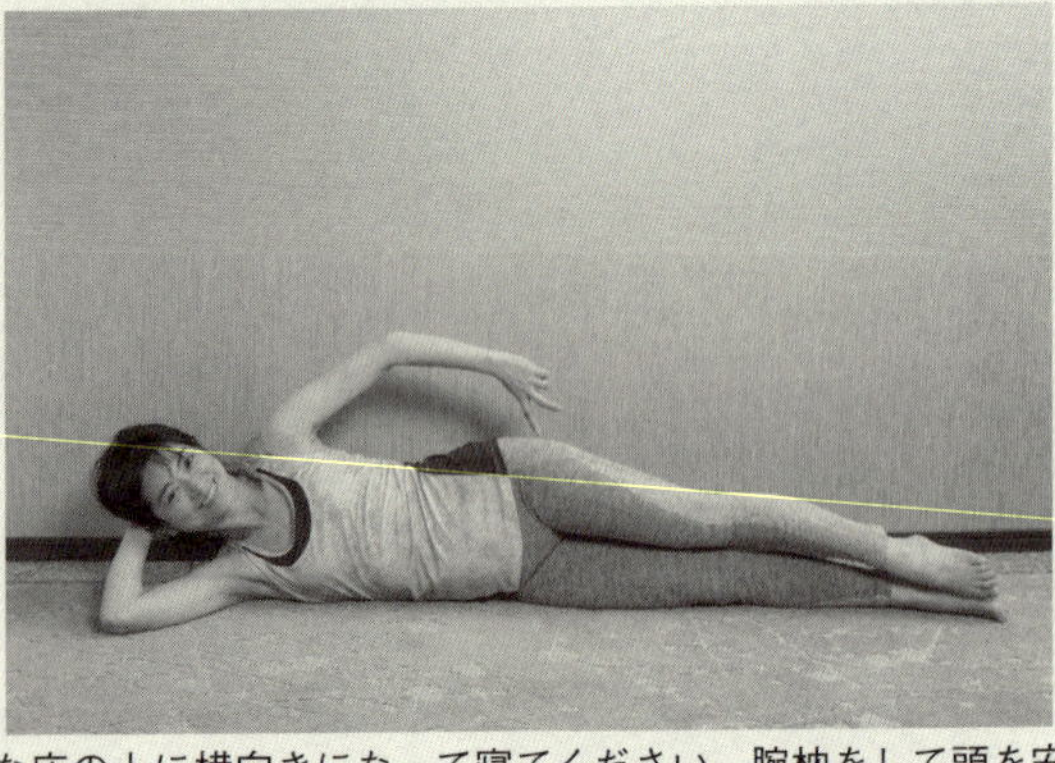

平らな床の上に横向きになって寝てください。腕枕をして頭を安定させ、背すじと脚がまっすぐになるように意識しましょう。

NG

□背中が丸まっている
□ひざが曲がっている
□体が反ったりくの字になっている

2 つま先を直角に曲げる

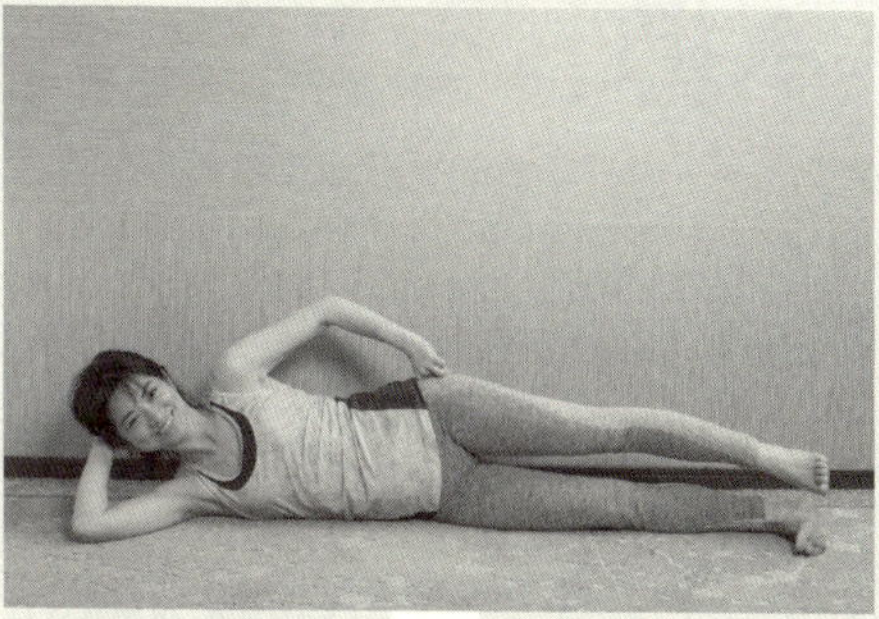

つま先を直角にし、目線はまっすぐ前を見ます。つま先が伸びた状態では、中殿筋への刺激が半減してしまうため、つま先が直角になるよう常に意識しましょう。

3 片脚をすばやく上下に動かす

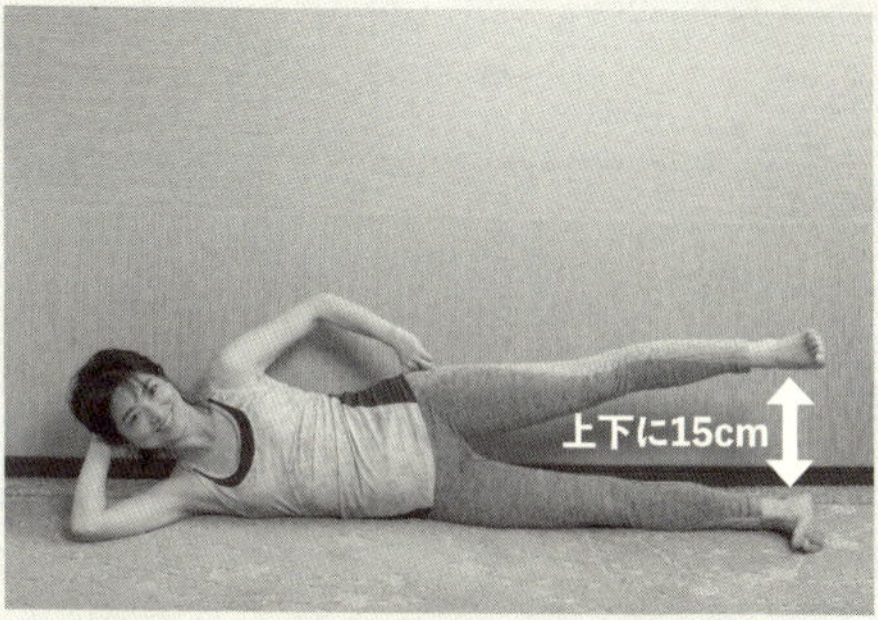

上側の脚を15cm ほど上下にすばやく小刻みに動かします。大きく脚を上げる必要はありません。反動をつけずに脚の力だけで動かすよう意識しましょう。体の位置を入れ替えて、左右の脚で各10回×３セットずつ行ってください。

若返りメソッド その❷

ツボ押しセルフケア

ひざ痛をやわらげ、
機能回復を図る脚のツボをご紹介します。
ひざに痛みがあるときはもちろん、
ウォーキングや旅行でたくさん歩いたときや
入浴時のセルフケアとしても活用ください。

ひざ…前面

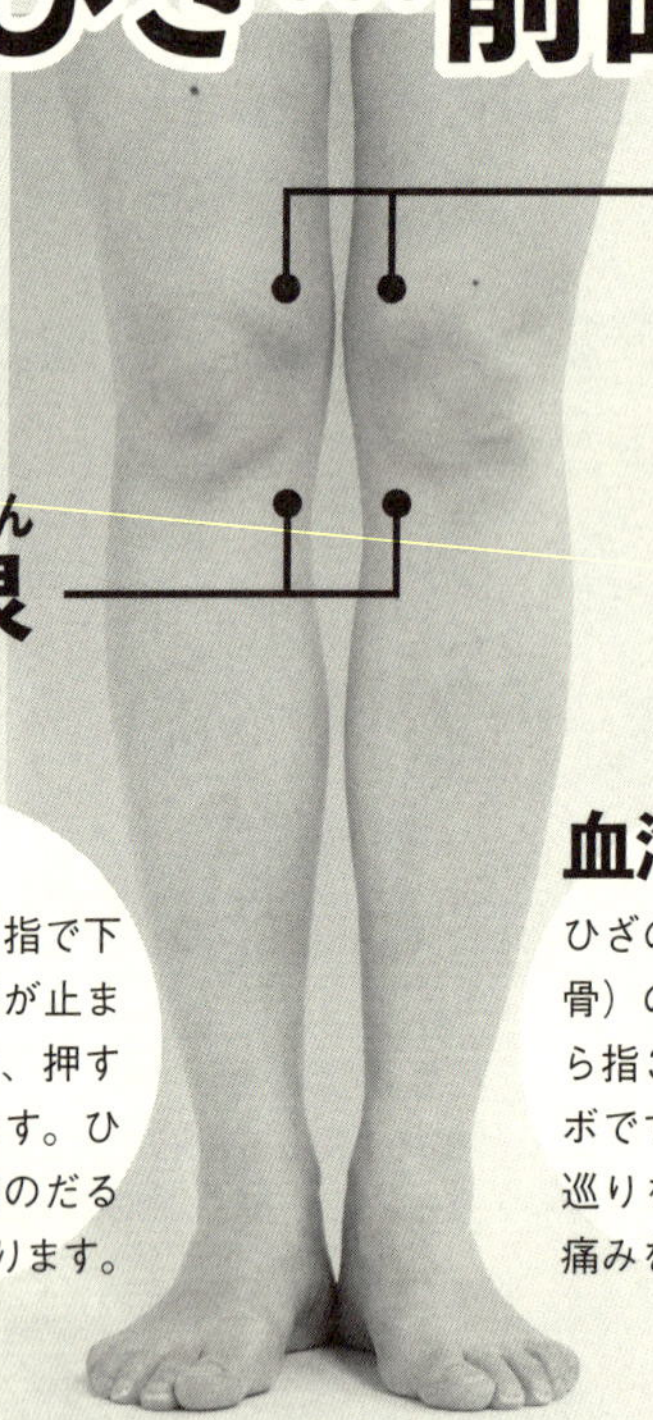

陰陵泉

脛の内側の骨を指で下からたどって指が止まるところにあり、押すと圧痛があります。ひざ痛のほか、脚のだるさにも効果があります。

血海

ひざのお皿の骨（膝蓋《しつがい》骨）の内側上端の角から指３本分上にあるツボです。下半身の血の巡りをよくし、ひざの痛みを緩和します。

ツボ押しセルフケア 血海

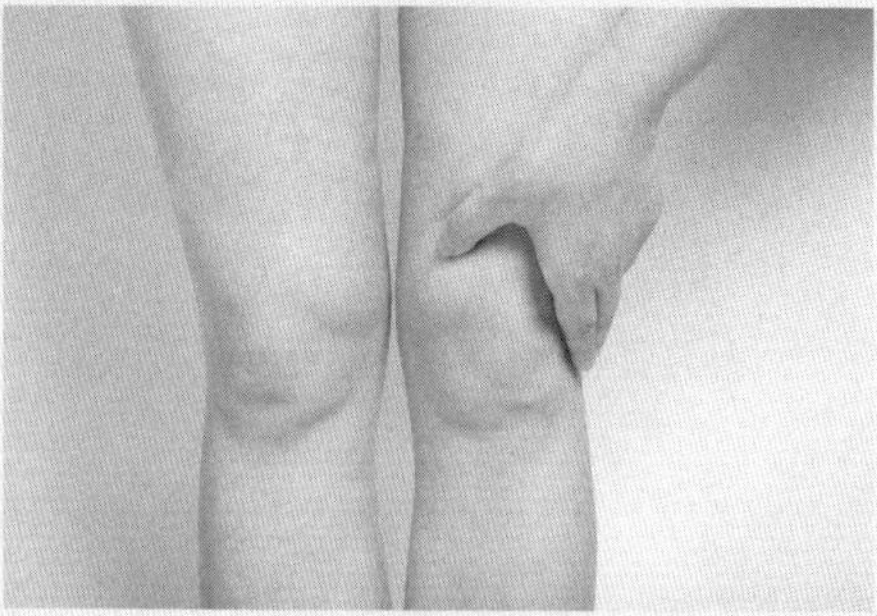

ひざ上に軽く手を添えて、親指でツボを押したり離したりします。イスに座っているときなども、手軽に押せるツボです。

ツボ押しセルフケア 陰陵泉

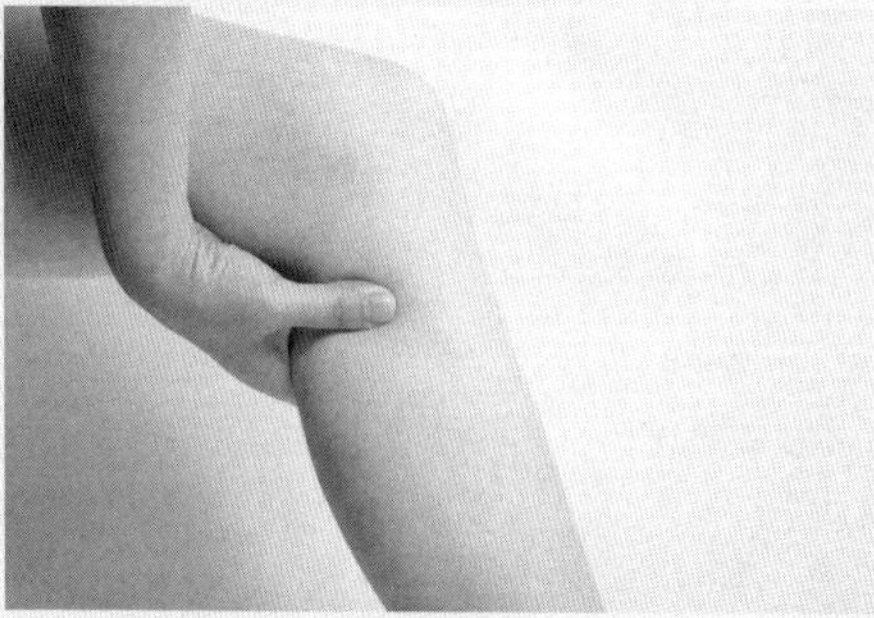

ひざ裏をつかむようにはさんで、親指でツボを押したり離したりします。右脚は左手で、左脚は右手で押すと姿勢が楽になります。

若返りメソッド
その❷

［ツボ押しセルフケア］

ひざ…背面

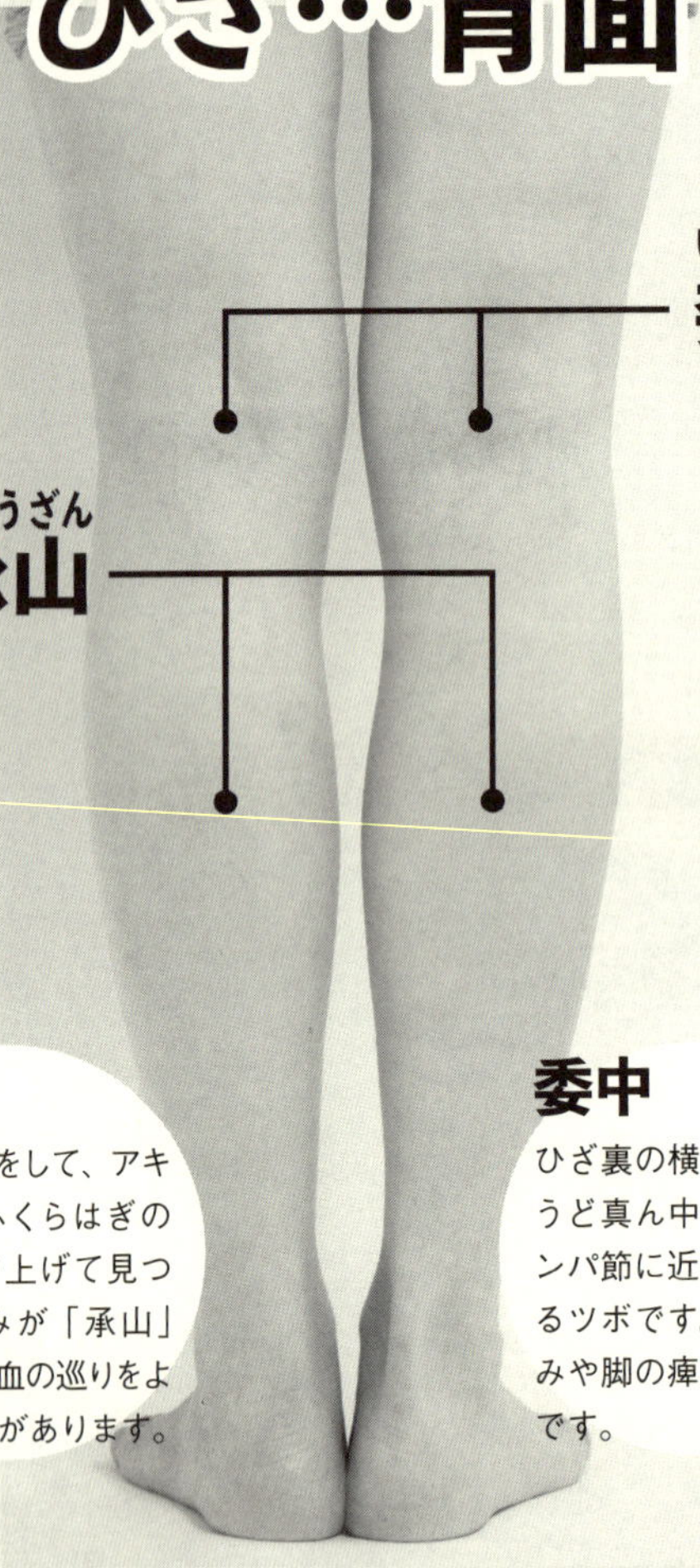

承山

つま先立ちをして、アキレス腱をふくらはぎのほうへなで上げて見つかるへこみが「承山」です。脚の血の巡りをよくする働きがあります。

委中

ひざ裏の横ジワのちょうど真ん中にあり、リンパ節に近い位置にあるツボです。ひざの痛みや脚の痺れに効果的です。

ツボ押しセルフケア 委中

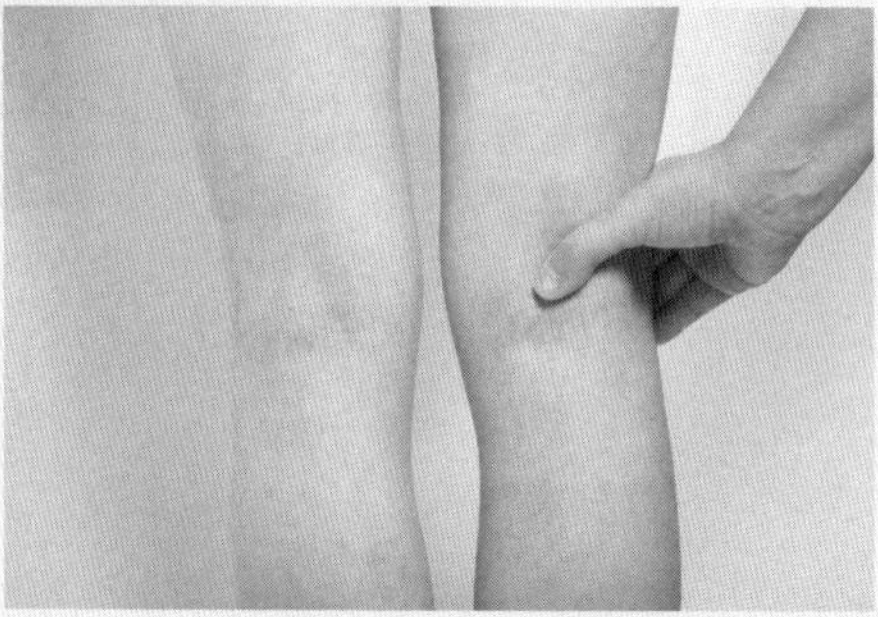

ひざ裏の中央にあるツボを親指で押したり離したりします。あまり力を入れすぎないよう注意しましょう。体育座りの格好で押すのも楽でオススメです。

ツボ押しセルフケア 承山

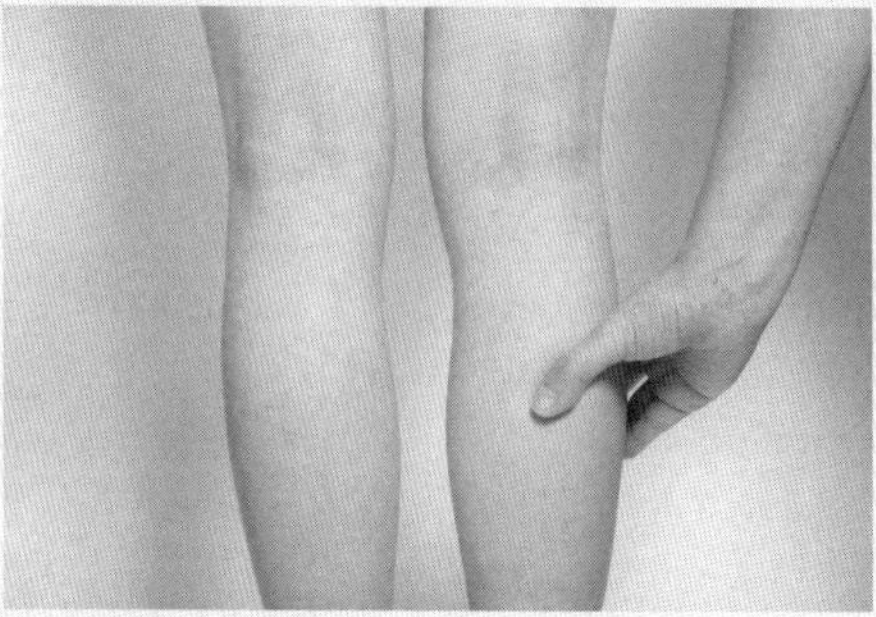

ふくらはぎの中ほどあたりにあるツボを、親指で押したり離したりします。こちらも、体育座りの格好で両手でツボ押しすると簡単です。

若返りメソッド
その❷

［ツボ押しセルフケア］

あし…内側面

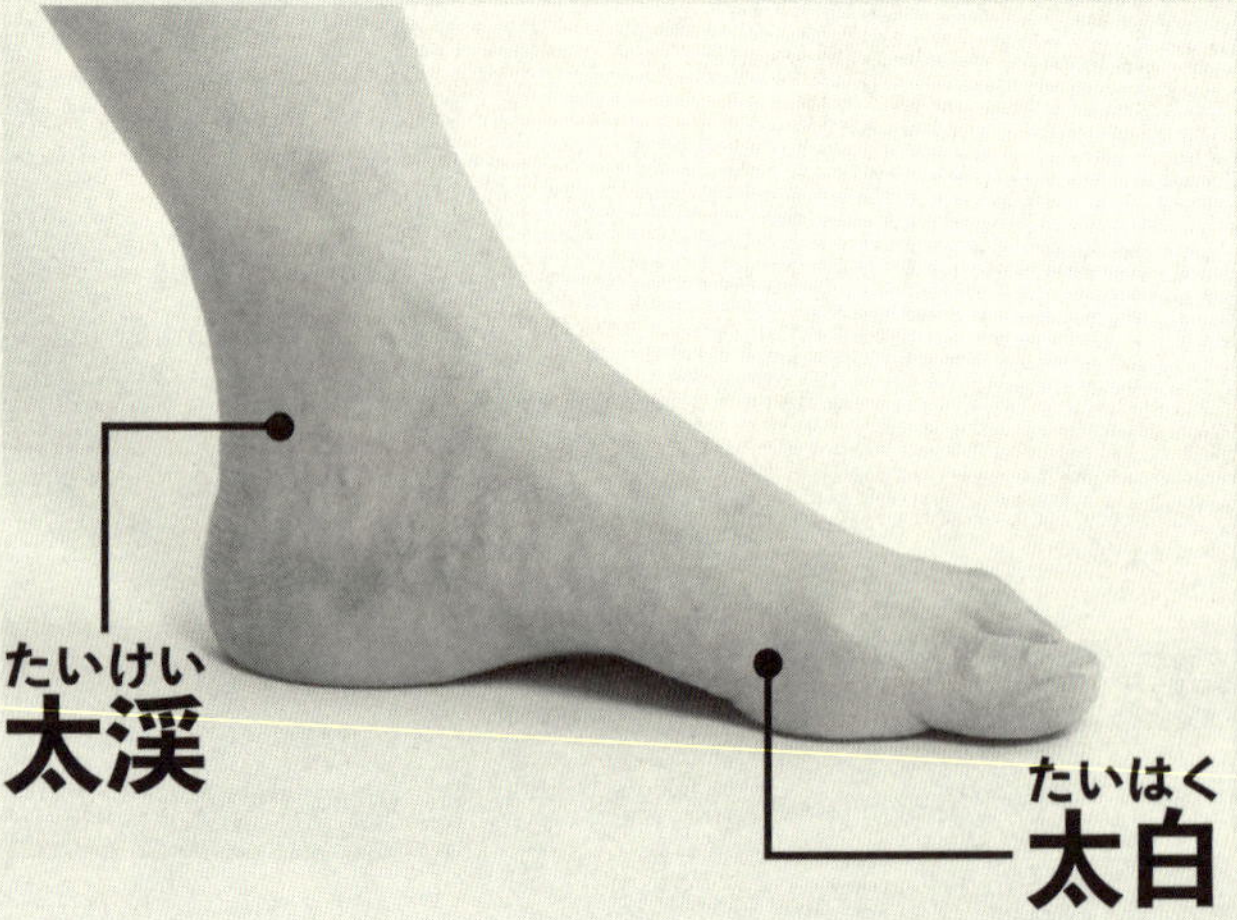

太白

足の親指側にある骨が出張っているところのすぐ後ろにあるツボです。体幹のバランスを整え、ひざの負担を軽くします。

太渓

内くるぶしとアキレス腱のあいだにある、少しへこんだところが「太渓」です。冷えからくるひざ痛に効果があります。

ツボ押しセルフケア 太渓

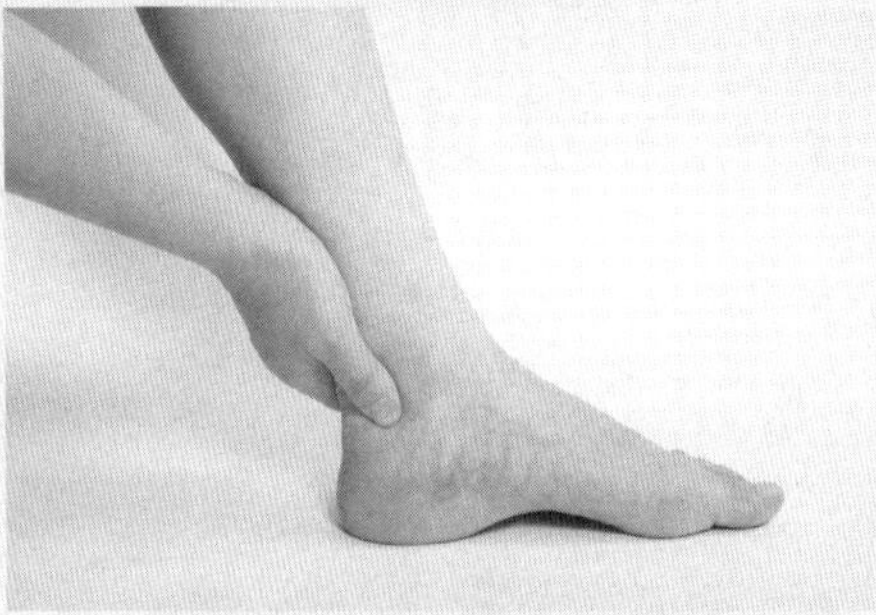

足首を上からつかむようにして、親指でツボを押したり離したりします。お風呂あがりに行うと、冷えとひざ痛により効果的です。

ツボ押しセルフケア 太白

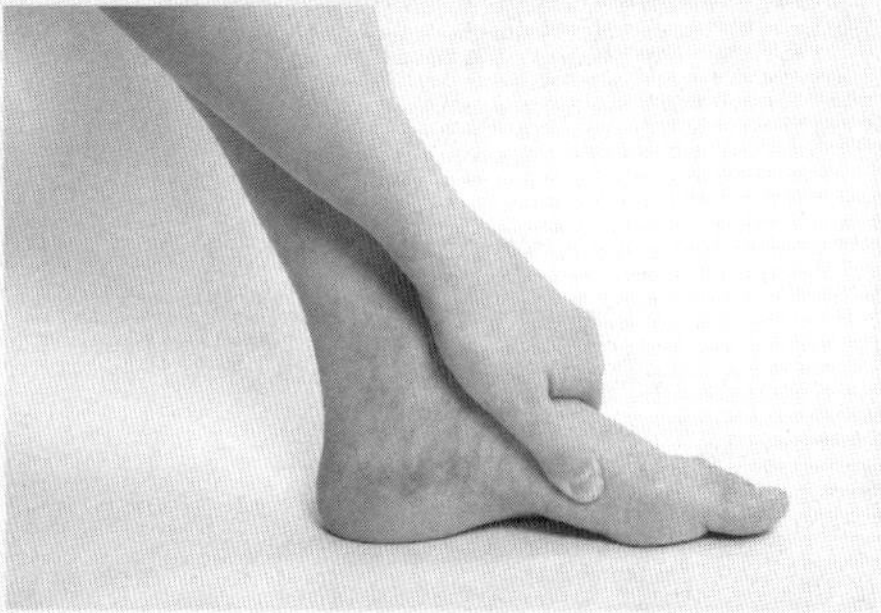

手で足の甲を覆うようにして、親指でツボを押したり離したりします。外出前やウォーキングの前に刺激すると、ひざの負担を軽減できます。

若返りメソッド その❸

神アイテム ひざサポーター

手軽に取り入れられるひざ痛対策のグッズとして、
私がオススメしているのが「ひざサポーター」です。
ここでは、選び方のポイントや、
どんな方に適しているかについて解説します。

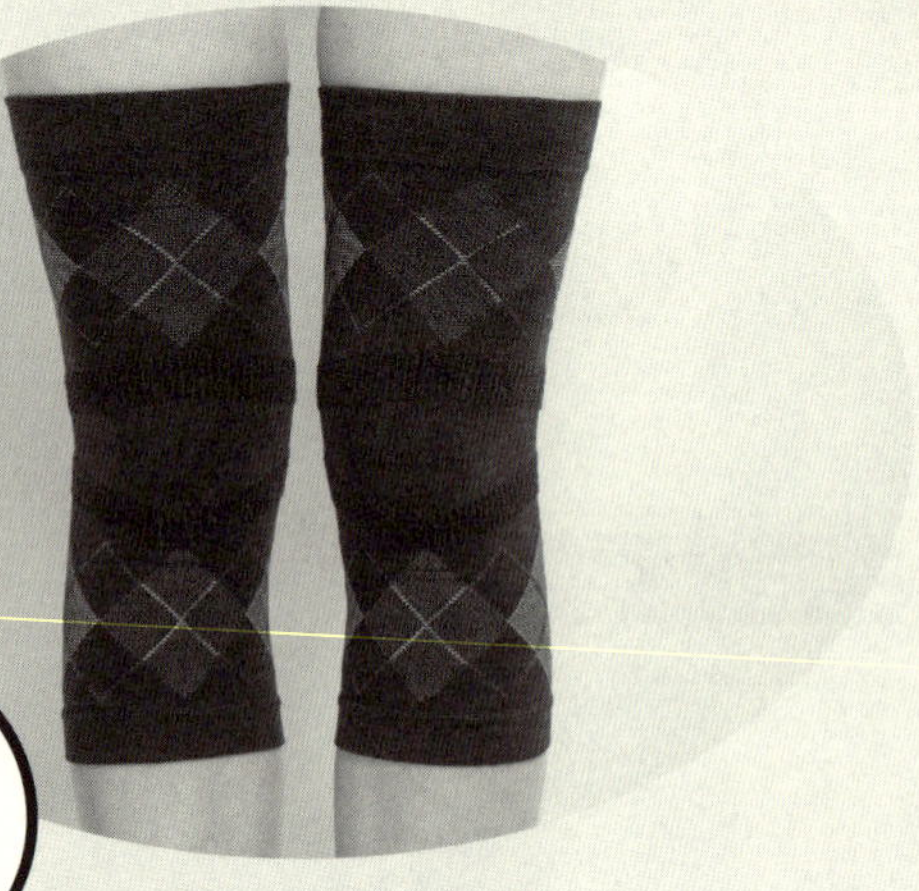

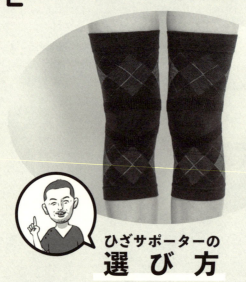

ひざサポーターの 選び方

POINT 1 不安定なひざ関節をテーピングのように包みこんで固定できる構造

POINT 2 血行を促進して痛みを緩和する、発熱繊維などを使用した保温効果のあるつくり

POINT 3 ひざの曲げ伸ばしを妨げず、関節を圧迫しすぎない薄手で伸縮性のある素材

こんな方はひざサポーターがオススメ

寒さで痛みが出る人

寒さからひざの痛みが出ている人は、サポーターの保温効果で痛みを楽にすることが期待できます。逆に、ひざが熱を持って腫れているときは、サポーターの着用を避けましょう。

いつもジワジワとした痛みがある人

年齢にかかわらず、ジワジワしたひざの痛みがある人には、サポーターの使用を勧めています。サポーターが不安定なひざを支えることで、関節にかかる負荷も軽減してくれます。

登山、ゴルフ、ウォーキングなど、アクティブに活動したい人

スポーツ中のひざへのダメージを最小限に抑え、関節疲労とひざの痛みを予防することができます。痛みが出る前の対策として、サポーターを活用するのも大変オススメです。

第1章

「ひざの痛み」対策の常識を疑え

グルコサミンの効きは飲み始めて1カ月で見極めよう！

ドクターもよく知らない グルコサミンの本当の効果

テレビCMでおなじみのサプリメント「グルコサミン」。

関節痛やひざ軟骨に効果がある、と印象づけるような広告を多く見かけますね。

では、一般的な整形外科医に「グルコサミンって効きますか?」と質問すると、どんな答えが返ってくるでしょうか?

グルコサミンをはじめとするサプリメントは、健康補助食品に分類されており、医薬品ではありません。

そのため、ドクターにサプリメントの情報はあまり流れてきませんし、彼らがその研究を行う土壌もないのが現状です。

ドクターも、自分の知識にないことは説明できないので、あくまで個人的見解としてのアドバイスに終始することがほとんどです。

なかには、「そんなものは効きません！」と断言するドクターもいますが、実はその発言にも確かな根拠があるわけではないのです。

「グルコサミン＝軟骨を治す」説には信憑性が足りない

グルコサミンの知名度がまだまったくなかった15年ほど前に、ある患者さんから先ほどの質問を受けて、私は初めてグルコサミンの存在を知りました。

「へぇ～、そんなものがあるんだ！整形外科のほかに、ひざに注目する業界があるとは意外だな。でも、サプリメントでそこまでの効果があるのだろうか？」

正直、当時は私もほかのドクター同様に、懐疑的に受け止めていました。

そして、月日は流れ２００５年。

スタンフォード大学留学中に、私はそれまで不可能と言われていたひざ軟骨の厚さを計測する研究を、ＭＲＩを用いて行っていました。

その技術を初めて実際の臨床研究に応用したのが、あれからずっと気になっていたグルコサミンの効果を検証する研究だったのです。

実は私の研究以前にも、さまざまな研究者がグルコサミンの効果について報告しています。

しかし、いまだ一致した結論はみられていません。

多くの研究は、痛みの有無や、日常生活動作がどの程度妨げられているかという指標を用いて調査しています。

痛みという、個人個人で感じ方の違う尺度評価では、なかなかはっきりとした結論が見いだせないのです。

ベルギーのリエージュ大学の疫学教授であるReginsterらが２００１年に発表した有名な研究では、２１２人の被験者がグルコサミン１５００ミリグラムを３年間服用したときの、ひざのレントゲン画像の変化が調べられました。

その結果、レントゲン画像上では、グルコサミンを服用している人は軟骨のすり減りが少なかったという報告がされました。

しかし、レントゲンでは軟骨そのものを映し出すことができないので、データの信憑性には疑問が残ります。

グルコサミンはひざの「軟骨」ではなく「炎症」に効果あり

そこで、2005年から私が行った研究では、レントゲン所見だけでなく軟骨を撮影できるMRIを用いて、より正確に軟骨の厚さの変化を調べました。

このときの結果としては、グルコサミンを服用している人の軟骨に明らかな変化を認めることはできず、グルコサミンで軟骨を修復することは不可能という結論に至りました。

ところが、並行して実施した歩行時の痛みに関する研究では、グルコサミンを服用している人は服用していない人に比べて、10人に4～5人の割合でひざの痛みが改善したという結果が得られたのです。

これらの結果から、グルコサミンが軟骨そのものへ働きかけて痛みを抑えるというよりも、別の経路で痛み（炎症）をブロックして効き目を発揮している、と考えることができます。

また、グルコサミンでひざ痛が軽減した人は、服用を開始してから早い人で1週間、遅い人でも1カ月以内に明らかな効果が現れました。

つまり、グルコサミンを服用して1カ月以内に効果がなければ、服用をやめて違う方法に切り替えることが望ましいということでもあります。

グルコサミンは、副作用も少なく安全性も確立された成分です。

正しい活用法を知った上で、ひざ痛改善の一つの選択肢として取り入れてみるのもよいかと思います。

痛みを我慢させる
整形外科にダラダラ
通うのは大間違い！

「ヒアルロン酸注射」の痛み止め効果は2週間もたない

ヒアルロン酸注射は、痛み止めの飲み薬や湿布薬で効果のなかった患者さんに、次のステップとして用意される、変形性膝関節症の一般的な対症療法です。

「ヒアルロン酸」と聞くと、化粧品成分を思い浮かべる方が多いかもしれませんね。

ひざにヒアルロン酸を注射するとは、一体どういうことでしょうか？

ひざ関節の中には「関節液（滑液）」という、ひざの潤滑油的な役割を担う液体が存在します。

関節液には粘り気があり、関節を滑らかに動かして衝撃を吸収したり、軟骨に栄養を補給する大切な働きがあります。

実はこの関節液の主成分が、ヒアルロン酸なのです。

変形性膝関節症になると、関節液の中のヒアルロン酸量が減少して、粘り気がなくなり、関節を滑らかに動かすことができなくなります。

そこで、**注射で直接ひざにヒアルロン酸を注入し、関節の動きを滑らかにして痛みを軽減**させるのです。

それなりに即効性があり、また副作用の少ない治療法ですが、残念ながら**現在の保険制度では治療頻度に制限があるため**、週1回のペースで5回行った後は、2週に1回のペースでしか注入できない決まりになっています。

そこで問題となるのが、ヒアルロン酸注射の効果が持続する時間です。注射の効果がもつのは、多くの場合で1週間ほど。**人によっては数日で効果が切れてしまう**ケースもあります。

■「ヒアルロン酸ループ」から抜け出す勇気を持とう

『次の注射を打つ前に痛み止め効果が切れて、ひざ痛をしばらく我慢することになるのに、なんとなくヒアルロン酸注射を続けている状態』

これが、変形性膝関節症の人がはまる**「ヒアルロン酸ループ」**です。

ヒアルロン酸注射は痛みを取ることが目的ですから、**ひざの構造的にはよくもならなければ、悪くもなりません。**

それなのに、痛くない時間より我慢する時間が長いというのは本末転倒です。

「ヒアルロン酸注射は自分には合わなかった」

と見切りをつけ、さっさと違う治療法に切り替えたほうがずっと賢明でしょう。

整形外科医はヒアルロン酸注射が始まると、ひざの調子を軽く聞いて、注射をして終わり、といった診療スタイルになりがちです。

一方の患者さんは、

「いつになったらこの痛みがよくなるのだろうか？」

といった不安と不満を一人で悶々と抱え続けて、ヒアルロン酸ループをグルグルさまようことになります。

ヒアルロン酸注射の治療を続けていても、ひざが痛む時間が長くツラいなら、まずは医師にハッキリとその旨を告げて、他の治療法を尋ねてみましょう。

そこで、

「う～ん、今のひざの状態ではほかにできる治療もないですし、しばらくはヒアルロン酸注射で頑張ってみませんか？」

と言うような整形外科医であれば、もう思い切って通うのはやめてしまいましょう！

ここで、間違っても**別の整形外科に通い直すようなことはしてはいけません。**

なぜなら、整形外科で行う治療はどこも同じで、病院を変えたところで意味がないからです。

次に通うべきは、**鍼灸院や接骨院、整体院**といった、整形外科とはまったく別のアプローチで治療を行っている施設です。

筋肉系が原因でひざが痛い場合は、このような施設の治療が適していることもあります。

まずは整形外科で検査を受けて、ひざの状態を医師が確認し、きちんと「変形性膝関節症」という診断がついていれば、痛みに対する治療法は整形外科にこだわる必要はまったくありません。

ヒアルロン酸治療を2カ月続けて、効果をあまり感じていないのであれば、鍼灸院や接骨院なども視野に入れて、自分の体に合った治療を探していきましょう。

痛み治療に有効な
ステロイド注射を
イメージだけで
嫌悪しない！

痛みが強いならステロイド注射という選択もあり

ひざの痛みと炎症にとても効果的な注射があります。

それが、**ステロイド注射**です。


私のクリニックでは、ヒアルロン酸注射で痛みがおさまらない方に向けて、ステロイドとヒアルロン酸を混ぜたカクテル注射を実施しています。

粘り気のあるヒアルロン酸と合わせることで、ステロイドが長時間患部に留まり、痛み止め効果をアップさせることができるのです。

ステロイドの効果は絶大で、**ひざに水が溜まるようなひどい炎症も、バチッと一発で抑える**ことができます。


ところが、「ステロイド」という言葉にアレルギー反応を示す人がたまにいらっしゃいます。

ステロイドは、

「使うと症状がさらに悪化する魔の薬」

という誤ったイメージを持ってしまっているようなのです。

そして驚いたことに、このように考えている人は、患者さんだけでなく、ごく一部の整形外科医にも存在します。


確かにステロイドは作用が強く、短期間に繰り返し接種した場合、**「ステロイド性膝関節症」**という病気のリスクを高めます。

ステロイド性膝関節症とは、**ステロイド注射をひざに頻繁に打つことで、ひざ関節の内側、特に脛骨側の関節部分が、土砂崩れを起こすようにグシャッと壊れてしまう**病気です。

しかし、この病気が起こる確率は非常に低く、また、ステロイド注射も普通は**半年に1回、最低でも1カ月以上の間隔を空けて打つ**ことが必須とされています。

痛みがないなら打つ必要のない薬ですし、打っても効果が1カ月もたないようであれば、ステロイド治療は即中止して手術など別の治療法に切り替えるべきです。

専門医による正しい判断で、むやみやたらに打たなければ「ステロイド性膝関節症」のような病気を心配する必要はありません。

「痛みがなかなかよくならない」

と訴えているのに、毒にも薬にもならないヒアルロン酸注射を漫然と打ち続ける整形外科医よりも、**必要なときに必要な注射をきちんと打ってくれる整形外科医**が信頼できるドクターだと私は思います。

変形性膝関節症は、長い付き合いになる病気です。

信頼できる整形外科医を見つけて、二人三脚で治療に取り組んでいきましょう。

関節鏡手術は変形性膝関節症にしても意味がない！

関節鏡手術は半月板や靭帯を治すための手術

「はじめに」でも述べたように、人工関節手術は変形性膝関節症に有効な一方、入院期間が長く傷も大きいため、患者さんにはそれなりの負担がかかります。

そんななか、近年注目を集めているのが、ひざの**「関節鏡（内視鏡）手術」**です。光ファイバーと小さな高性能カメラが搭載された内視鏡をひざから挿入して、直接関節の損傷部位を修復したり、壊れて剥がれてしまった軟骨や骨のカケラを取り出すことができます。

手術は、たった数センチの穴を2～3カ所に開けるだけなので、**傷の痛みも軽く、治りが早い**というメリットがあります。

外来で手術の話になると、みなさん決まって負担の大きい人工関節手術よりも、負担の少ない関節鏡手術を希望されます。

ところが、です。

実は、**関節鏡手術は変形性膝関節症に有用ではない**という驚きの報告が、ある研究グループより発表されているのです！

その報告は2015年に、南デンマーク大学のJ.B.Thorlund氏らによって発表されました。

それによると、

「変形性膝関節症への関節鏡診断・治療から得られるベネフィット（利益）はわずかで、**効果は術後1～2年と限定的**である」とし、

「これらの所見は、ひざの痛みを有する中高年に対して、**変形性膝関節症の症状の有無を問わず、膝関節鏡を用いた診療行為は支持されない**ことを示すものであった」

と結論づけています。

残念なことに、**関節鏡手術は、半月板の損傷や靭帯の断裂を治す際に行う手術**であ

り、変形性膝関節症に行っても意味がないのです。

どんな治療にもメリットとデメリットがあるように、その手術が得意とする（効果が期待できる）症例と不得意とする（あまり効果が期待できない）症例というものも、同じように存在します。

「新しい手術だからよさそう」
「今話題の手術だから治りそう」
と安易に飛びつくのではなく、ご自分の病気や体の状態に適したものであるかどうかを、医師とともに冷静に考えることが大切です。

手術は、**きちんとした診断**と、**医師からの納得できる説明**、の二つが揃って初めて成り立つものと考えましょう。

[redacted]

間違ったウォーキングが
ひざ痛をさらに
悪化させる！

ひざが痛いときにウォーキングは厳禁

ウォーキングは、筋力アップ効果が高く、ひざ痛の予防・改善につながる体幹やお尻、太ももの筋肉などを鍛えることができます。

実際に、**ウォーキングを続けて、ひざの痛みがやわらいだという変形性膝関節症の患者さんもたくさんいます。**

また、運動による適度な負荷によって、骨が新しくつくり替えられ、軟骨にも栄養が補給されて代謝が進むため、ウォーキングは**ひざの若さを維持する目的としても最適です。**

ただし、

「痛くて歩けない」

「歩いている最中にひざが痛くなる」

という方は、**ウォーキングで痛みが悪化する**恐れがあるため、すぐに**中止**する必要があります。

無理して歩こうとすると、今の痛みが増すばかりでなく、痛い脚をかばって違う部位にも負担がかかり、今度はそこも痛くなってしまうからです。

痛みがある方には、**ひざに体重をかけないで筋肉を鍛える体操**をオススメしています。

ひざに体重をかけない体操とは、つまり足裏を地面につけずに行う動きのことで、まさに巻頭の**「ひざ若返り体操」**がそれに当たります。

ひざが痛くても安心して続けられるトレーニングで、痛くない脚を目指しましょう。

正しいウォーキングでひざの負担を軽くする

「ひざに不安があるけれど、今は痛みがないのでウォーキングを取り入れたい」

そんな方には、ひざの負担を減らすため次の3点に気をつけながら、ウォーキングにチャレンジしてほしいと思います。

❶重い荷物は持たない
❷無理して速く歩かない
❸坂道や階段、でこぼこ道は歩かない

まず、重い荷物を持ちながらでは、間違いなく、ひざへの大きな負担になります。「今日はウォーキングがてら、歩いてスーパーへ買い物に行こう」よいアイデアに思えますが、行きはともかく、帰りの荷物を考慮して無理は避けたほうがよいでしょう。

ウォーキングは、手ぶらが基本と覚えておいてください。

続いてはスピードです。

実は、歩くスピードが速ければ速いほど、ひざへの負担も大きくなります。ひざに痛みがあるときは、なぜかソロソロ歩いてしまいますよね。

これは、ひざへの負担を最小限にしようと、人間の体が自然と反応している証です。

激しい運動のほうが、筋力アップやダイエットに効果があるように思われるかもしれませんが、ここはあえて**ひざの負担軽減を優先にして、**無理して速いスピードで歩く必要はありません。

最後は、歩く環境についてです。

意外に思われるかもしれませんが、坂道や階段は、**「上り」よりも「下り」のほうが、ひざに大きな負担がかかっています。**

また、物が落ちるときに、高いところであればあるほど衝撃力が強くなるように、地面に脚を下ろすときも、段差が高ければ高いほどひざへの負担が大きくなります。

いずれにせよ、ウォーキングでは坂道や階段、でこぼこ道などは避け、**芝生や遊歩道などのひざにやさしい平らで柔らかい場所を歩く**ようにしましょう。

正しいウォーキングを続けることで、ダイエットと筋力アップの二つが叶い、ひざ痛にもよい効果が現れるはずです。

水中ウォーキングなら負担ゼロで筋力アップ

ひざに痛みがある人でも、負担をかけずに安心して筋力アップに取り組めるのが、**水中ウォーキング**です。

胸の高さまで水かさのあるプールなら、水の浮力で体重がほぼゼロの状態でウォーキングを行うことが可能です。

また、水の抵抗が働くため、陸上よりも少ない運動量で、効果的なカロリー消費が期待できます。

無理のないスピードで、1回45～60分を週2回、まずは半年間続けることを目標に取り組んでみましょう。

痛むのは
冬だけじゃない！
梅雨どきはひざ痛と
上手に付き合う

■天気が悪いとひざが痛くなりやすい

長年、ひざ痛の患者さんを診察していると、寒い冬だけでなく、梅雨どきにも痛みが増すと訴える方が多いことに気づきます。

痛みの強さは寒さだけでなく、**「天気」にも左右される**傾向があるのです。

特に、天気が崩れる少し前からひざが痛み出すパターンが多いと感じています。

「ひざ痛で天気予報でもできそうだなぁ」

と冗談半分に思っていたら、実際にテレビやインターネットサイトで、今週のひざが痛くなる曜日や、今日のひざの痛みレベルなどを発信している「健康天気予報」なるものを発見して驚きました。

それでは、なぜ天気の悪い日は、ひざが痛くなるのでしょうか?

これは、**自律神経と気圧の関係に原因があります。**

自律神経とは、「交感神経」と「副交感神経」という、ちょうど反対の働きをする2種類の神経から成り立ち、体のバランスを整えています。


まず、痛みの刺激があると、交感神経が活発に働きます。

この交感神経の興奮によって血管が収縮し、動脈の血流が減少します。

そうすると、体の組織に供給される血の量が減って、細胞は酸素不足に陥ります。

これにより、痛みを増強させるブラジキニンやプロスタグランディンなどの物質がつくられ、ますます**痛みが強くなる悪循環**を引き起こしてしまうのです。

加えて、交感神経が活発になると体中の痛みを感じ取る「レセプター」という器官が敏感になり、**痛みを感じやすく**もなります。


そしてこの交感神経は、**「低温」のほか、「低気圧」によってアドレナリン分泌量が増え、心拍数が上がることで活発化する**、という報告があります。

このような一連の体の反応によって、低気圧が近づいて天気が崩れ始めると、ひざの痛みが強くなる、というわけです。

低気圧の影響はひざの痛い人全員に当てはまるものではないので、この理論ですべての説明がつくわけではありませんが、やはり多くの患者さんにとって、天気の悪い日が続く梅雨はツラい時期となるようです。

梅雨のあいだは、ひざにあまり無理をかけずに、**痛みと上手に付き合っていく**ことが大切です。

痛みは精神的ストレスにも影響されると言われていますから、ゆっくり**お風呂に入ってリラックス**したり、**ひざサポーターで患部を温めてみる**とよいでしょう。

また、長期的には、体重コントロールや筋力アップで、ひざに負担のかからない体づくりを心がけてください。

もちろん、痛みが強い場合は、我慢しないで早めに病院などで治療を受けるようにしましょう。

慢性的なひざ痛は
多くの場合、
温めると楽になる！

ひざを温めるか冷やすかは患部の状態から判断する

外来で患者さんから
「先生、ひざが痛いときは温めたほうがいいのでしょうか？　冷やしたほうがいいのでしょうか？」
と聞かれることがあります。

私の答えはこうです。
「ひざの痛みが**急激に強くなってきた**ときや、触ってみてカッカカッカと**熱を持っている**とき、**赤く腫れている**ときは温めてはいけません。でもそれ以外は、ご自身が気持ちいいほうでよいですよ」

まぁ、間違ったことは言っていないと思いますが、我ながらいいかげんなものです。

なぜかというと、「痛み」というのはまだ未知の部分が多く、説明のつかないことがたくさんあるからです。

たとえば、変形性膝関節症は何度もお伝えしているとおり、ひざ関節の軟骨がすり減ることで起きる病気です。

しかし、この**軟骨のすり減り方と痛みに比例関係はありません**。

少しすり減っているだけなのに、すごく痛くて歩けない人もいる一方で、軟骨がほとんどなくなっているのに、そこまで痛みを感じない人もいます。

ひざが腫れていないときは温めると楽になる

先ほども申し上げたとおり、明らかな炎症が確認できないのに痛むときは、ひざを温めても冷やしてもどちらでも問題ないのですが、長年診療してきた経験からすると、慢・性的なひざの痛みを抱える人は温めて**痛みが楽になる**ことのほうが多いようです。

これは、温めたことで血行がよくなり、ひざの周辺組織の柔軟性が増して痛みがやわらぐためと考えられます。

温湿布は温かいと感じるだけで、実際にはそれほど体を温める効果はありませんので、保温サポーターや、サポーターの上からカイロを貼るほうがオススメです。

もちろん、入浴は体を温めるのにもっとも効果の高い方法ですから、シャワーだけですまさず湯船にゆっくりと浸かるようにしましょう。

ところで、整形外科でも「温熱療法」といって、患部や全身を温めることで、痛みや筋肉の緊張をとり除くリハビリ治療を行っています。

温熱療法には、

・ホットパック療法
・超音波療法
・マイクロ波療法

などがあります。

温めているあいだやその直後は、痛みもやわらいで、リラックス効果もあるため大変気持ちがよいのですが、**効果が持続する治療ではないため**、わざわざ温熱療法のためだけに通院するのはあまりオススメしていません。

特にホットパック療法は、熱源をどかした瞬間に痛みが戻ってしまう、なんて患者さんもいるくらいなので、ひざを温めるケアは**ご自宅のセルフケアで十分**ではないかと、私は感じています。

ひざの炎症は保冷剤で冷やす

逆に冷やしたほうがよい場合というのが、炎症のせいで痛みが出ているときです。

先ほどの

「急激に痛いとき」

「触って熱いとき」

「赤く腫れているとき」

は、炎症が起きているサインですから、このような症状のときは冷やすのが正解です。

ひざを冷やすときは、冷湿布や冷却シートよりも、**保冷剤**を当てるとよいでしょう。

また、炎症が起きると脚の血液循環が悪くなり、**むくみ**の原因になります。

そこで、寝るときは脚の下にクッションなどを入れて、脚を高くして寝ることで少しでもむくみを抑えるようにしましょう。


ちなみに、ひざに炎症が起きているときは、できるだけ安静にするようお伝えしていますが、これは「ずっと寝ていてください」という意味ではありません。

大事を取りすぎて動かないのも、逆にひざにはよくないからです。

ここでいう「安静」とは、**「痛みが許す範囲で動いてください」**という意味です。

その日その日で、痛みの程度にも違いがありますから、調子を見ながら無理のない範囲で動く量を決めていただきたいと思います。

ひざの水は何回抜いてもクセにならない！

ひざのお水の正体は軟骨に存在する関節液

「ひざのお水を抜くとクセになる」

こんな噂を耳にしたことがありませんか？

みなさんけっこう、真に受けていらっしゃいますが、実はこれは**真っ赤なウソ**です。

なぜ、ひざに水が溜まるのか？

なぜ、ひざの水を抜いてもクセにならないのか？

今からその理由を説明していきましょう。

最初にお話しするのは、あの「お水」の出どころについてです。

ひざ関節は、「関節包」という袋状の被膜に覆われていて、その内側には「滑膜」という膜がくっついています。

37〜38ページにも登場した**「関節液」**はこの滑膜でつくられ、関節内に滲み出したり、滑膜に吸収されたりして、関節内の関節液の量は調整されています。

正常なひざでは、片ひざにつき約1〜2ミリリットルの関節液が入っていて、年齢を重ねてもその量が変化することはありません。

ところが、ひざ関節の中で**炎症**が起きると、滑膜から大量の関節液が滲み出てきます。

関節液が滑膜に吸収されるより、つくり出すペースのほうが速くなれば、**関節内に過剰な関節液が溜まり**、やがてひざがパンパンに膨れ上がってしまうのです。

さらに、炎症でひざに溜まった関節液は、粘り気がなくなって、**軟骨の潤滑油としての機能が失われた、文字通り「お水」のような液体に変化**してしまいます。

ここでもし、関節内の炎症が自然におさまれば、滑膜から過剰に滲み出てくる関節液もストップし、溜まったお水も徐々に滑膜に吸収されて、ひざの腫れは次第にひいていきます。

基本的に、溜まった水をそのままにしたからといって、さらに問題が発生することもありませんが、水が溜まったひざは、関節包が引き伸ばされて、ひざを曲げたり伸ばしたりするときに**圧迫するような痛み**が出たり、**ひざ周囲の重だるさ**が出たりするため、それらの症状がある場合には強制的に水を抜く処置を行います。

しかし、そのようにして水を抜いても、**ひざ関節の中で炎症が続いている限り、しばらくしてまた水が溜まる**現象が繰り返されます。

冒頭のウソは、炎症のせいで繰り返し溜まる水のことを、水を抜いたせいで繰り返していると勘違いされて広まったのだろうと思われます。

ちなみに、私がひざのお水を抜くときは、炎症をしっかり抑えるために必ずステロイド剤も注入して、**症状を繰り返さないよう**な処置を行っています。

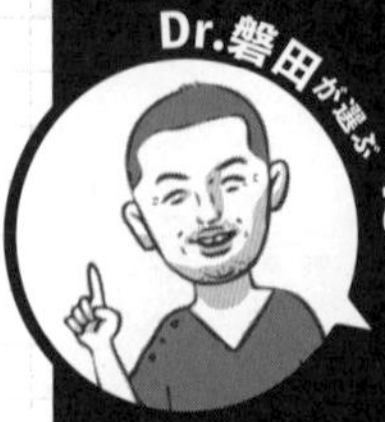

COLUMN 1

ひざに負担がかかる動作ワースト4

気づかないまま、
ひざに負担のかかる動作を繰り返していませんか？
特に注意したい動作４つをお教えします。

曲げる　**ねじる**　**体重をかける**

特にこの３つの動きが、ひざに大きな負担をかけます。ひざに痛みがある人は、日常生活のなかで以下に示す具体的な動作を、極力避けることをオススメします。

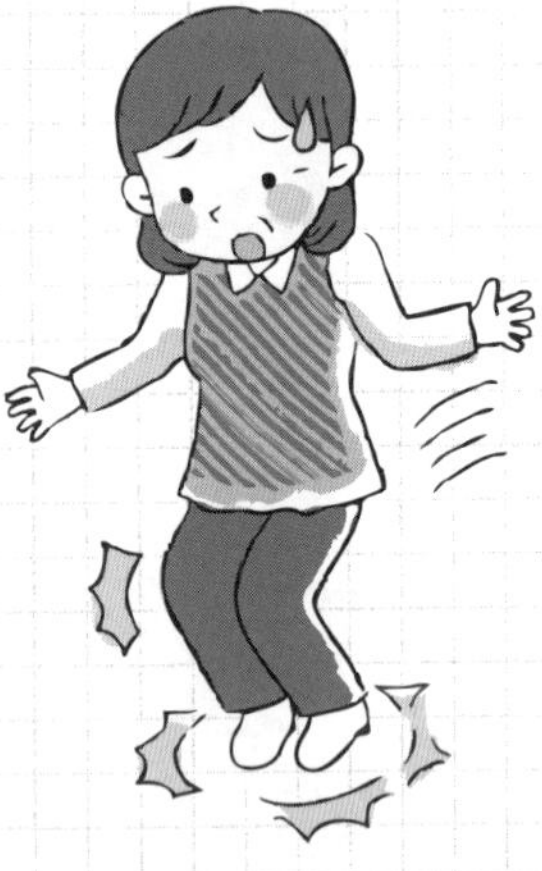

1 ジャンプ

着地するときに体重の６倍以上の重さがひざにかかると言われ、ひざの悪い人がもっともやってはいけない動作。

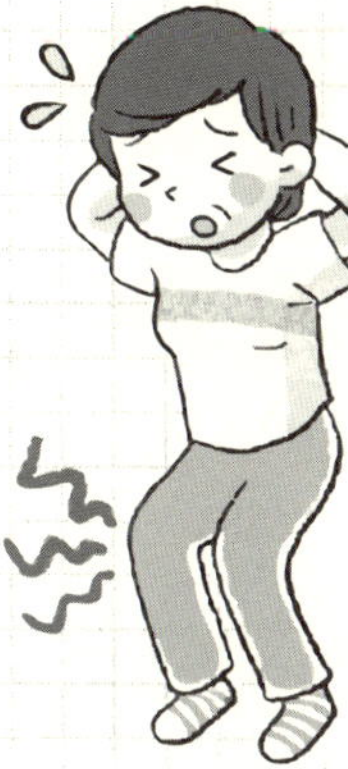

2 スクワット

深いスクワットほどひざに与える負担が大きく、さらに内股やガニ股でスクワットを行うと、ひざを壊す原因に。

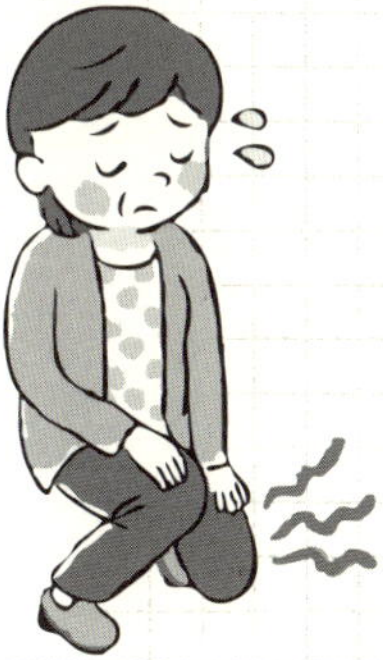

3 しゃがむ

ひざを折り曲げて体重を支えるため、ひざに大きな負担がかかります。よく使うものは腰より上に収納するなど、生活環境を整えましょう。

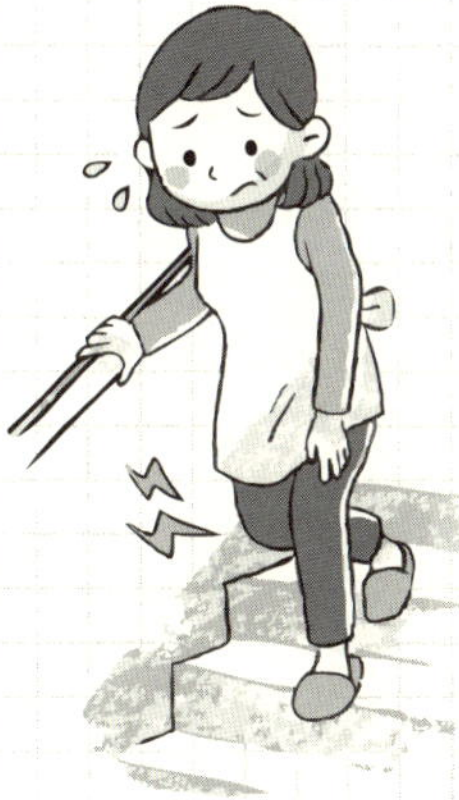

4 階段を下る

上るときよりも下るときのほうが、ひざへの衝撃が大きく、より多くの負担がかかります。エスカレーターなどを活用しましょう。

第2章

老化現象としてのひざの痛み

ひざが痛くなるのは関節が炎症を起こすから！

軟骨自体は、すり減っても痛みを感じない

整形外科の先生たちは、病院で患者さんにひざ痛の原因を説明するとき、

「軟骨がすり減っているから痛いんですよ」

なんて言い方をすることが多いと思います。

これは間違いではないものの、実は正解でもないのです。


痛みを感知する器官を「レセプター」と言い、ひざ関節の中にはいろいろな場所にレセプターが存在しますが、そもそも軟骨にはレセプターがありません。

つまり、**すり減った「軟骨自体」が痛むわけではない**、ということですね。

それでは、なぜ私たちはひざが痛いと感じるのでしょうか？


もともと人の軟骨は、若い頃は白く光沢があり、弾力があります。

それが加齢とともに、色も黄色くなり、水分含有量が減って弾力も失われ、摩耗しやすい状態へと変化します。

そんな状態で軟骨に負荷をかけ続けると、徐々にすり減っていき、関節内に軟骨の削りカスが増えていきます。

この削りカスが、関節の周りにある「滑膜」という膜に取りこまれると、**異物を排除する反応として炎症が起こり、滑膜のレセプターが痛みを感知する**のです。

ここで注意したいのが、炎症が起こった状態のまま軟骨に負担をかけてしまうと、さらに軟骨が削れて、それがまた炎症の元になる、という悪循環を繰り返してしまうことです。

ちなみに、この炎症が原因で関節の中を満たす関節液が変化し、液の粘り気が低下してしまいます。

粘り気が低下して関節液の潤滑油としての働きがなくなると、さらに軟骨は摩耗しやすい状態となり、悪循環に拍車がかかります。

そして、このまま炎症が進行すると、ついには大量の関節液で関節内はパンパンになり、いわゆる**「お水が溜まった」**状態になってしまうのです。

■ ひざの痛みのメカニズムは未知の部分も多い

軟骨がすり減って、炎症が長いあいだ続くと、レントゲンでもわかるくらい明らかに軟骨の厚みが減っていきます。

また、軟骨の下の骨にも影響が出始め、骨が硬くなったり、「骨棘《こっきょく》」といわれる余分な骨ができたり、骨自体まですり減ることもあります。

変形性膝関節症の方のひざの中では、このような異常が10～20年かけてゆっくりと進行していくのです。

しかし、これでひざ痛のメカニズムのすべてが解明できたわけではありません。

先ほど、軟骨にはレセプターがないとご説明しましたが、軟骨の下の骨にはレセプターが存在しています。そのため、関節包に炎症がない場合でも、軟骨がすり減った状態でひざに負担をかけると、骨にダメージが響いて**骨のレセプターで痛みを感知**します。この仕組みでいけば、軟骨がすり減ってその厚さが薄くなればなるほど、骨でキャッチされる痛みの度合いは大きくなるはずです。

ところが、残念ながら話はそんなに簡単ではありません。

62ページで少しお話ししたように、レントゲンやMRIなどで同程度の軟骨のすり減り具合を確認できていても、**強く痛みを感じる人**と、**まったく痛みを感じない人**の両方が存在するのです。

現在の医学ではその理由の説明がつかず、いまだ、なぜひざが痛くなるかの仕組みについては、謎に包まれた部分がたくさんあります。

■ 痛みは体の異常を知らせてくれる大切なシグナル

一般的に悪いものとして捉えられがちな「ひざの痛み」ですが、逆に私たちの体に大切な働きもしています。それは、体の異変をいち早く知らせて、**安静や検査、治療を促すシグナル**になってくれている点です。

また、私たち医師にとっては、

- **じっとしていても痛いのか**
- **動かすと痛いのか**
- **ある動作をしたときだけ痛いのか**
- **ある時間帯になると痛いのか**
- **どんな痛みなのか**

といった痛みの特徴が、診断する際の重要な情報源になっています。

医師に上手に痛みの特徴を伝えられる方は、適切な治療をすぐに受けられる患者力のある人と言えるでしょう。

ひざ痛のリスクは
遺伝するが、
生活習慣のほうが
影響が大きい！

変形性膝関節症の原因遺伝子「アスポリン遺伝子」

実は、変形性膝関節症の発症に関係する遺伝子はすでにわかっており、しかもそれを世界で初めて発見したのは日本の研究グループでした。

2005年に理化学研究所は、変形性関節症の原因遺伝子のひとつを特定したとアメリカの科学雑誌『Nature Genetics』で発表しました。

これによると、変形性関節症の患者では**「アスポリン」**という遺伝子の働きが強く、アスポリンに含まれるアスパラギン酸（D）の配列が14回繰り返される**「D14多型」は、変形性関節症になるリスクが2倍**となるとしています。

そもそも関節の軟骨は、ケガや摩擦などで歳を取るごとに徐々にすり減っていきますが、「TGF-β」という成長因子が、軟骨細胞を活発にして軟骨をつくる力をアップさせ、多少なりともこのすり減りを補おうと働きます。

この働きが正常に機能すれば、変形性関節症のリスクを下げることができるのですが、しかし一方で、ＴＧＦ‐βが無制限に作用すれば、異常な軟骨の増大や骨化、最悪の場合はガンを生み出す原因にもなりかねません。

そこで、ＴＧＦ‐βが過剰に働かないよう、**調整役の働き**をしているのがアスポリンなのです。

ところが、アスポリンの「D14多型」遺伝子を持つ人については、ＴＧＦ‐βの制御作用が必要以上に強く働きすぎてしまい、十分な軟骨の修復ができず、変形性関節症になりやすいということがわかっています。

また、２００７年にイギリスの科学雑誌『Human Molecular Genetics』で発表された同研究所の追加研究では、人種によってアスポリン遺伝子の影響が異なり、その影響力は**アジア人では強く**、欧米人では弱いこと、さらに、股関節の変形性関節症よりも**ひざ関節の変形性関節症に対する影響が強い**ことがわかりました。

もちろん、アスポリンD14多型遺伝子のほかにも、**O《オー》脚**や**X《エックス》脚**など、ひざ関節の負担にもっと直接的に関わる**骨格の遺伝**も、変形性膝関節症の発症リスクを上げる要因になります。

ここまで変形性膝関節症の遺伝性についてお話ししてきました。

ただし、多くの医師は、遺伝によるリスクの差も確かにあるものの、これらを上回るほどに影響が強いのは、実は**ケガや肥満、ひざに負担のかかりやすいスポーツや仕事などの生活習慣**のほうであると考えています。

親や兄弟を見て「どうやら自分は、変形性膝関節症になる可能性がありそうだ」と感じた方は、第3章「ひざ若返りメソッドで歩ける脚を取り戻す」を参考に、いち早く生活習慣を切り替え、将来のひざ痛を回避していただきたいと思います。

軟骨は一度すり減ったら基本、元には戻らない！

軟骨は関節液から酸素と栄養素を補給している

軟骨は体の中でも少し変わった組織です。

というのも、骨や筋肉といったほかの多くの組織と異なり、軟骨の中には血管も神経もとおっていません。

血管は、血液の流れに乗せて、全身の細胞に栄養素や酸素を届ける大切な器官ですが、そんな生命線とも言える血管がないのに、なぜ軟骨の細胞は生きていられるのでしょうか?

その答えは、軟骨のまわりに存在する**関節液**にあります。

関節液には、酸素と栄養素が含まれていて、スポンジのような構造の軟骨は、この**関節液を取りこむことで酸素と栄養素を補給**しています。

スポンジの穴に関節液を吸いこんだ軟骨は、体重がかかるとそのスポンジがつぶされて、中に入っていた関節液が放出されます。

そして、体重がかからなくなると再び関節液を吸いこんで、新しい酸素と栄養素を細胞内に取りこむのです。


考えてみると、ひざを曲げたり伸ばしたりするだけでも、関節の軟骨は常にすり傷を負っているような状態です。

もし軟骨に血管や神経がとおっていたら、そのたびに出血したり痛みを感じて、とうてい歩くことなどできません。

そのような理由から、軟骨には血管と神経がないのですね。

人の体というのは、実によくできていると感心します。

運動量が減ると軟骨の再生力が落ちる

軟骨が関節液から酸素と栄養素を取りこむには、軟骨のスポンジをつぶす必要があるとお話ししました。

つまりウォーキングなどの、**ひざに適正な負担がかかる運動**は、軟骨に栄養素を取りこむきっかけになるため、**ひざの若さを保つ**には大変重要ということです。

ところが、その運動量も年齢を経るごとに不足してしまう人が多いのが現状です。

運動量の不足によって筋力が低下すると、運動がさらに億劫になってますます運動から遠ざかる、という悪循環を起こしている例もよく見られます。

全身のほとんどの組織に言えることですが、軟骨も古い細胞は徐々に捨てられ、新しい細胞がつくられていきます。

これを**「代謝」**といい、この代謝が低下すると、ダメージを受けた軟骨の新しい組織の生成が追いつかず、軟骨がすり減っていくと考えられています。

そして、**運動不足**は、軟骨の生成に必要な栄養素の取りこみが少なくなり、**代謝が**

低下する原因となっているのです。

また、運動不足とともにひざの軟骨に悪影響をもたらすのが**「体重の増加」**です。体重で関節への負担が過剰に増えると、軟骨のスポンジはつぶれるだけでなく、ダメージを受け損傷してしまいます。

歳を取ると軟骨がすり減るのは、軟骨自体が老化してもろくなるだけでなく、

- **体重の増加（関節への負担増）**
- **運動量の低下、筋力の低下**
- **軟骨の代謝の低下**

この3点が、大きく関わっていると考えられます。

軟骨の自己修復能力が低いのは修復材料が足りないせい

軟骨は、関節液から酸素や栄養素を受け取って新しい細胞をつくっていますが、**一度すり減ってしまったら、自分の力だけでそれを再生させるほどの能力はありません。**

骨は骨折しても、骨髄にとおる血管から酸素や栄養素、修復細胞などの骨をつくるために必要な材料を十分に運んでもらえるため、元どおりに治すことができます。

しかし、軟骨の関節液から酸素と栄養素を取りこむ方法では、細胞の修復に必要な物質が血管のように大量供給されるわけではないので、大きくつくり直すには材料がどうしても足りないのです。

最近では、この**軟骨細胞の修復に必要な物質を、人工的に体内に注入して軟骨を再生する治療**も行われています。

この治療法については、第4章「整形外科医が知ってほしい　最善の治療法」でくわしくご説明したいと思います。

関節が壊れやすい人には特徴がある！

■肥満、ケガ、ひざに負担をかける動作が関節を壊す

ここでは、関節が壊れやすい人の特徴についてお話しします。

次の項目に当てはまる方は、今はひざに痛みがなくても、将来、変形性膝関節症になる可能性が高いため注意が必要です。

すでにひざに痛みが出ている方も、生活習慣で改善できる項目は積極的に取り組んで、ひざ痛の軽減や病気の進行を防ぐように努めましょう。

❶肥満である

肥満は変形性膝関節症の「発症」だけでなく、「進行」にも関与するという研究報告が多くあります。

人は平らな場所を歩くだけでも、ひざには体重の約1・5〜2倍の負荷が、階段を上るときには体重の約2〜3倍の負荷がかかるといわれ、**太っていればいるほど、ひ**

ざが壊れるリスクが上昇します。

ご自分が肥満であるかどうかは、日本肥満学会が提唱している体格指数（ＢＭＩ）で簡単に判定できますので、ぜひ一度確認してみましょう。

計算の仕方は次のとおりです。

「体重（kg）÷身長（m）÷身長（m）」

この計算で割り出した数値が、25以上を肥満、18・5以上25未満を普通、18・5未満をやせと判定しています。

ＢＭＩが25以上の方は、適正数値の22を目標に、食生活とひざに負担のかからない程度の適度な運動で、体重コントロールに努めましょう。

❷ひざをケガしたことがある

若い頃に、スポーツなどでひざの半月板や靭帯を損傷したことのある方は、ちょっと怖い言い方ですが、**ひざに時限爆弾を抱えている**と思ってください。

半月板や靭帯の損傷は、若いうちから軟骨に負担をかけることになるため、将来、変形性膝関節症になる可能性がグッと高くなります。

体幹や太ももの筋肉を鍛え、シューズやインソールも利用して、なるべくひざに負担がかからない体づくりをしておくとよいでしょう。

❸ひざに負担のかかるスポーツや仕事をしている

趣味やお仕事などで、日常的にひざに負担をかけている方は、将来、変形性膝関節症になりやすい傾向にあります。

ジャンプをしたり、勢いよく走っていたのに急に立ち止まったり、重い荷物を持ったりといった動作がひざを悪くします。

具体的には、次のようなスポーツやお仕事が、ひざに負担がかかりやすいといわれています。

- **バスケットボール**
- **バレーボール**

・**サッカー**
・**スキー**
・**バレエ**
・**運輸、配送、倉庫関連業**
・**建築、土木作業**

このようなスポーツやお仕事をされている方は、ひざの痛みや違和感を感じたら、すぐに整形外科を受診するようにしてください。

ちなみに、運動をしていない人のほうが軟骨のすり減りは少ないため、「運動不足がひざを悪くする」という定説は誤りで、正しくは「運動不足で太ったため、ひざを悪くする」が正解です。

❹女性である

女性の変形性膝関節症の発症は男性の1・5〜2倍も多いとされ、特に**閉経後の女性で急激に進行する**ケースが多いことから、女性ホルモンのエストロゲンが関係しているとの研究報告もあります。

また、女性のほうが男性よりも関節にあそびがあり、体が柔らかく骨格的に関節がよく曲がる傾向があります。

それも、女性に変形性膝関節症の発症が多い要因となっているようです。

❺骨密度が低い

骨密度が低い人は、骨密度が高い人に比べて、変形性膝関節症の発症率が高いという研究報告が出されています。

前項と少し話が重複しますが、骨粗鬆症の患者さんの約8割は女性であり、これも閉経後にエストロゲン分泌が著しく低下して、骨からのカルシウムの流出が増えることに原因があります。

骨粗鬆症と診断された際には薬物療法が必要になりますが、そこまでひどくなる前に、カルシウムとビタミンDを多く含む食事や、骨代謝を促進するウォーキングなどの適度な運動で、骨密度を維持することが大切です。

歩き方のクセや
座るときの姿勢が
ひざの寿命を左右する！

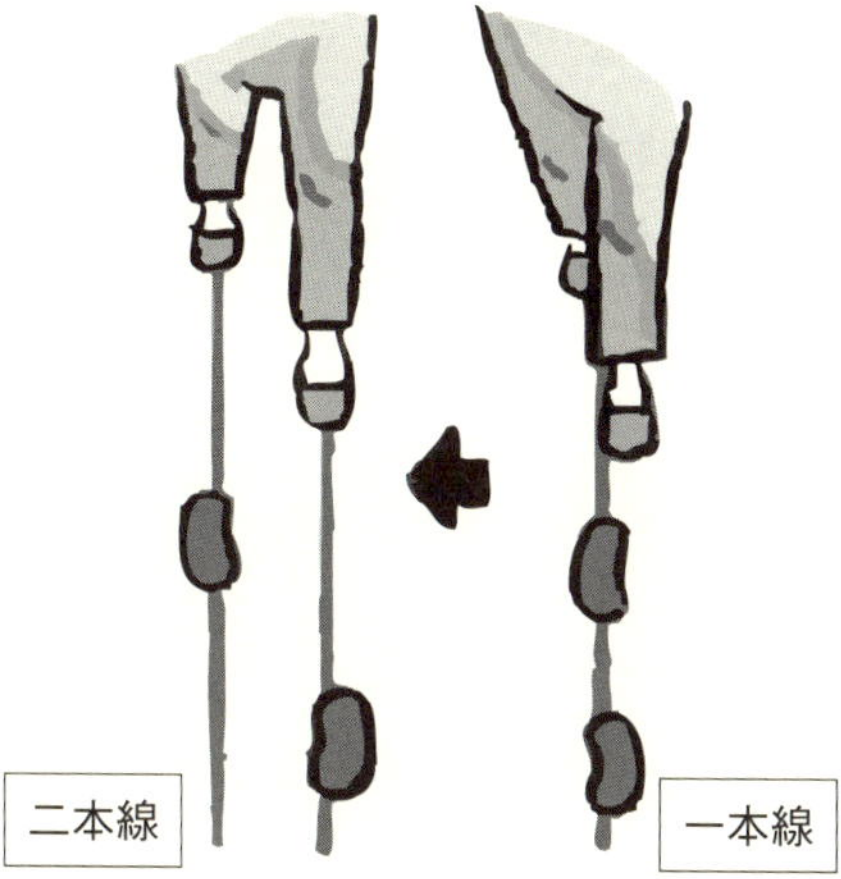

普段の歩き方を見直して ひざ痛を予防しよう

歩き方や座る姿勢ひとつとっても、ひざに負担をかける方法とかけない方法があります。

まずは、ひざに負担をかける「歩き方」を三つご紹介します。

一つ目は、モデルのように**一本線の上を歩くような足の運び方**です。

このような歩き方をしていると、「腸脛《ちょうけい》靭帯《じんたい》炎」というひざの外側の腱を傷める原因になります。

別名「ランナーズニー」とも呼ばれ、ランニングをする人に多く見られます。ひざ周囲の腱に過剰な負担をかけないためには、肩幅より若干狭いくらいに足を開き、2本の線の上を歩くように足を出すことが有効とされています。

二つ目は、**ガニ股**です。

ガニ股は、前に出す脚のひざが曲がった状態で地面に着地するため、ひざの一部分にだけ力が加わり、ひざのお皿（膝蓋骨《しつがいこつ》）にダメージを与えます。

脚を前に出すときは、ひざをきちんと伸ばすのが正しい歩き方です。

三つ目は、**内股**です。

女性に多い内股歩きは、実は姿勢を保つための全身の筋肉を緩めてしまいます。筋肉が緩むと猫背やお腹が突き出た姿勢になり、足先に力が入らず、ひざへの負担が増大してしまうため、つま先は常にまっすぐ前に向けて歩くよう心がけましょう。

■座っているときの姿勢もひざ痛に関係がある

続いては、ひざに負担をかける「座る姿勢」についてご紹介します。

「イスに座っているときは、ひざには体重がかからないから関係ないのでは？」

と思ったでしょうか？

はい、確かにイスに座った状態ではひざに体重はかかりません。

しかし、姿勢によっては体を支えるための筋肉が衰え、歩くときにひざに負担をかけるきっかけになってしまいます。

その姿勢とは、**背中を丸めた猫背の姿勢**です。

猫背を続けると、体と脚をつなげる唯一の筋肉「大腰筋」が衰えて、歩くときに体の横揺れが大きくなり、ひざへの負担が増えてしまいます。

イスに座っていても、立ったり歩いたりするときでも、常に背すじは伸ばした状態をキープして、大腰筋を刺激するのがポイントです。

最後にひざに大ダメージを与える座り方についてお話しします。

これは、みなさんもよくご存じの**「正座」**ですね。

ひざを曲げる角度の正常範囲は140度程度と言われていますが、正座をしたときの角度は160度と、もはや亜脱臼しているような状態です。

また、正座を崩した**「お姉さん座り」**や、男性に多い**「あぐら座り」**は、ひざを曲げて、さらにひねる動作が加わるため、もっともやってはいけない座り方です。

ひざに負担がかかっていないかセルフチェック！

ここで、ひざに負担がかかっているかどうか、簡単に調べる方法をお教えします。

❶壁に背中をつけてまっすぐ立ち、後頭部、お尻、かかとがすべて壁につきますか？

❷両足のかかとと内くるぶしをつけた状態でまっすぐ立ったとき、両脚のひざとひざがくっつきますか？

この二つの姿勢ができなかった方は、現在ひざに相当負担がかかっている状態です。

症状は出ていなくても、変形性膝関節症が密かに進行している可能性があるので、ちょっとでもひざが痛むようなことがあれば、すぐに整形外科を受診することをオススメします。

歩き方や座り方次第で、ひざの負担を重くもし、また逆に軽くもできます。

些細なことではありますが、このような長年の積み重ねが、ひざの寿命を左右するといっても過言ではありません。

ぜひ日頃から気をつけていただきたいと思います。

関節が壊れる予兆を察知して早めの受診を心がける！

ひざに痛みを感じたときが受診のサイン

これまで何度かお伝えしているように、変形性膝関節症は非常にゆっくりとしたスピードで症状が進行していきます。

脅かすわけではありませんが、軟骨がすり減り始めてから痛みが出るまではだいぶ時間がかかるため、ひざに軽い痛みを感じたらすでに黄色信号です。

人によっては、症状がかなり進行している可能性もあります。

私たちのひざ関節の中では、軟骨はミルフィーユのように、**徐々に剥がれるようにすり減っていきます。**

軟骨がすり減る過程は次のとおりです。

❶最初の異変は、軟骨がプカプカと浮く感じになる、「ソフトニング」という状態から始まります。

この段階では、まだひざに痛みは感じられません。
❷次第に軟骨が毛羽立ってきます。
すでに損傷は始まっていますが、ここでも痛みの症状はまだ出てきません。
❸軟骨にひび割れができ始めます。
❹ひび割れ箇所から、軟骨が一層ずつ剥がれていきます。
この段階でようやく痛みを感じるようになります。
❺軟骨がかなり剥がれてきます。
なかには、ひどい剥がれ方をしてから初めて痛みを感じる方もいます。

よくあるのが、40代で一度ひざが痛いと感じ、受診して検査をするのですが、レントゲンでたいした軟骨の摩耗が認められず、痛み止めやヒアルロン酸注入を数回行っただけで軽快したため通院をやめるパターンです。
実はこのとき、関節の中では、すでに第一層目の軟骨が剥がれかけている状態だと考えられます。

軟骨もかさぶたと同じで、**剥がれかけているときに痛いと感じます。**剥がれ切ってしまうと痛みは感じなくなるため、「治った！」と勘違いして、放置してしまうのです。

そして、それから10年ほど経ち、50代になる頃にひざの痛みが再発します。この時期になると、すでに二層目が剥がれかけており、ひざが本格的に壊れ始める段階に達しています。

つまり、**ひざが痛くなった時点で、ひざはすでにマズい状況**になっているのです。

次のような症状は、すべて受診のサインになります。

- **朝ベッドから脚を下ろしたときにひざが痛む**
- **寒い日にひざがきしむ**
- **歩き始めにひざが痛む**
- **夜トイレに起きたときにひざが痛む**

心当たりがある方は、放置せず早めに整形外科を受診してください。

検査で変形性膝関節症を早期発見する

ひざの痛みを感じて受診した際、では一体どのような検査を行うのでしょうか？

ここでは、一般的な検査について解説します。

レントゲン検査

最初に行われるのは、ひざの骨の変形度合いを調べるレントゲン検査です。

レントゲンでは、大腿骨と脛骨のあいだにある軟骨自体を映すことはできませんが、その隙間から軟骨がどれくらいすり減っているかを読み取ることができます。

ただし、寝て撮映したのでは正確な判断ができないため、立って撮映する必要があります。

関節液検査

ひざが炎症を起こして腫れ上がっている場合は、注射器でひざに溜まった関節液を抜き取る処置を行いますが、その際、抜き取った関節液を検査に回して、病気の鑑別を行います。

変形性膝関節症の場合、関節液は黄色透明ですが、痛風や偽痛風など他の病気が原因の場合は黄色混濁しています。

MRI検査

軟骨や半月板、骨内の病変の有無を調べるときに行われる検査です。

変形性膝関節症とともに、半月板が傷んで断裂したり、骨内に骨囊腫《こつのうしゅ》という穴が開いて痛みの原因となることがあります。

また、夜間痛などの強い痛みが出ることが多い「大腿骨内顆骨壊死《だいたいこつないかこつえし》」が発見されることもあります。

血液検査

関節リウマチとの鑑別に行われています。

一般的に、関節リウマチでは、血液検査でＣＲＰ（炎症反応）やリウマチ因子が陽性となることが多く、変形性膝関節症ではＣＲＰやリウマチ因子は陰性になります。

COLUMN 2

ひざ関節の仕組みと日本人の特徴

私たちのひざが痛くなりやすいのは、
ひざの構造に理由があります。関節の仕組みを
知って、ひざ痛への理解を深めましょう。

─ ひざの関節 ─

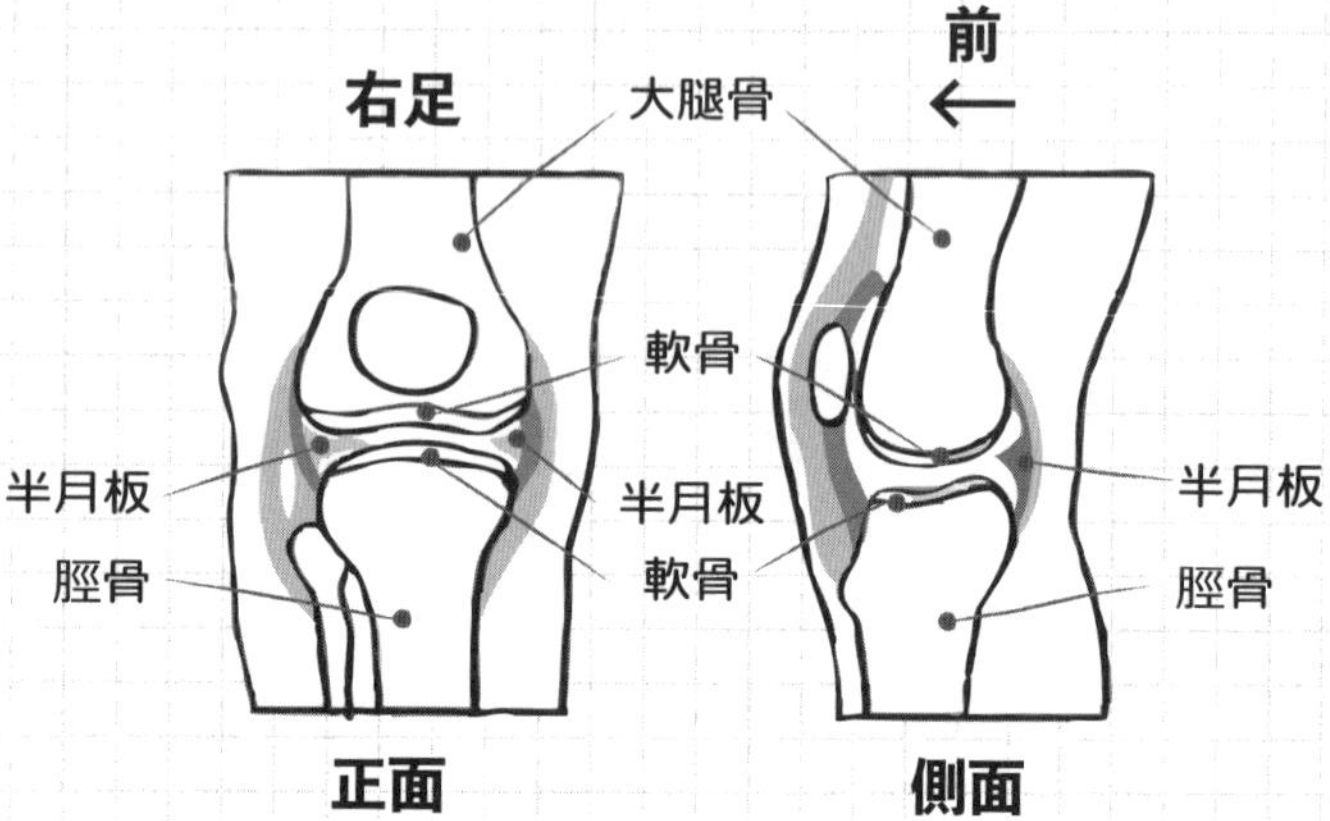

ひざ関節の部位名とその役割

大腿骨

足のつけ根からひざまで伸びる、人体の中で一番長い骨です。ひざ関節部分の先端は丸く、軟骨をはさんで脛骨と接しています。骨には血管があるため損傷しても修復が可能です。

脛骨

ひざから足首まで伸びる脛にある骨です。大腿骨に次いで二番目に長い骨になります。脛骨のひざ関節部分はほぼ平らな形をしています。

軟骨

大腿骨と脛骨のあいだでクッションの役割をしています。年齢とともに摩耗していきますが、軟骨には血管がとおっていないため、すり減ったり傷ついても自然に修復することはありません。

半月板

大腿骨と脛骨のあいだにあるＣの形をした柔らかい骨で、片ひざの内側・外側に１つずつ入っています。半月板は、ひざ関節の安定性を高め、関節に加わる衝撃を吸収して軟骨を守っています。

日本人の骨格はO脚傾向でひざ痛になりやすい

O脚の場合、**ひざの内側に負荷がかかりやすく、ひざ内側に痛み**が出ます。特に**閉経後の女性**は、女性ホルモンが低下して骨がもろくなるため、脚の骨が内側に傾いて、O脚とひざ痛が悪化しがちです。O脚予防には、**太ももの内側にある内転筋を鍛えること**が大切です。脚のあいだに大きめのボールやクッションを挟んで、両脚でつぶすように力を入れる体操を、10回１セットで１日３セット程度行ってください。

第3章

ひざ若返りメソッドで歩ける脚を取り戻す

衣食住を見直して ひざの関節年齢を 若く保つ！

■関節年齢を若く保つための衣食住

いくつになっても若々しいひざでいたければ、生活習慣の改善は欠かせません。

ここでは、「衣・食・住」の視点から、それぞれの改善ポイントをお伝えします。

衣

「気温が下がると関節痛がひどくなる」という訴えをよく聞きます。

これは、体が冷えると血液循環が悪くなり、ひざの痛みをより強く感じるせいです。

夏場でも、エアコンの風が当たるだけで痛みが増す人もいるくらいですから、ひざが熱を持っていたり、赤く腫れている場合は別として、寒い季節はなるべくひざを温めるようにしてください。

冬場は、手袋、靴下、マフラーなどでしっかり防寒するようにしましょう。

また、**保温サポーターや、最近ではカイロを入れるポケットつきのサポーター**など、ひざを温める便利な商品も出ているので、試してみるのもよいと思います。

食

ひざの関節年齢を若く保つための食事とは、主に次の三つです。

- **体重コントロールのためのダイエット食**
- **筋肉をつける高たんぱく質食**
- **体を温める食事**

体を温める食事は、血液循環をよくすることでひざの痛みをやわらげ、さらに脂肪燃焼効果も期待できます。

これらのくわしい内容は、118ページからの「痩せて、筋肉をつけて、体を温める。若々しいひざは食事から！」で紹介したいと思います。

さて、よくテレビや雑誌で「軟骨を再生する食品成分」として**コラーゲン**が取り上

げられていることから、

「食事で軟骨が再生できるのでは？」

と思われている方も多いかと思います。

しかし残念ながら、今のところその科学的根拠はありません。

コラーゲンは胃で分解されてしまうため、食べたコラーゲンがそのまま軟骨を再生させる材料として使われることはないのです。

ただ、軟骨も「新しいものがつくられて、古いものが捨てられる」という代謝のシステムがあることに違いはありません。

この代謝に必要な栄養素として挙げられるのが、**ビタミンC**です。

ビタミンCを多く含む食品には、パセリやブロッコリー、ピーマンなどの緑黄色野菜や、レモンやいちごなどの果物、芋類や豆類などがあります。

そのほか、飲みものでは、緑茶などにもビタミンCが豊富に含まれています。

軟骨にならないコラーゲンを一生懸命摂るよりも、ビタミンCを毎日の食事に取り入れて、軟骨の代謝をアップさせる食生活を心がけてみてはいかがでしょうか？

住

家を建て替えてください！……なんて無理は決して言いません。

住まいにもちょっとした工夫があったほうが、ひざにやさしい生活が送れますよ、というご提案をさせていただきます。

何度もお伝えしているように、ひざを曲げる動作は、関節の大きな負担となります。

100ページでお伝えした、「正座」「お姉さん座り」「あぐら座り」のほか、地べたから立ち上がる動作も、ひざにはかなりの負担がかかっています。

昔ながらの住宅では畳中心の生活スタイルが多いかと思いますが、ひざの健康に配慮して、畳の上でもけっこうですので、**イスを置いて普段はそこに座る**、寝具も敷き布団から**ベッドに切り替える**ことをオススメします。

いずれも購入に初期投資が必要となりますが、ひざにやさしい住環境を整える第一歩になるはずです。

また、階段の上り下りは、ひざの痛みを抱えている方にとっては苦痛と言えるほど、ひざに負担をかける動作です。

階段の移動がツラいと感じたら、ひざに無理を強いるのではなく、ここは思い切って**生活の中心を、二階から一階に変えて**みてはいかがでしょうか？

それが難しいようであれば、**階段に手すりをつける**だけでも違うはずです。


日本と米国の変形性膝関節症の罹患率を比較してみると、その数値はどの年代も日本が大きく上回る結果となっています。

肥満大国の米国に比べれば、日本人はまだまだ痩せている人が多いにもかかわらず、日本の罹患率が高いということは、少なからず和式の住環境がひざに悪影響を及ぼしていると考えることができます。

住まいのちょっとした工夫で、関節にかかる負担をやわらげ、ひざの老化を防ぐ生活を送るようにしましょう。

痩せて、筋肉をつけて、
体を温める。若々しい
ひざは食事から！

■食事で痩せてひざの痛みから解放されよう

ひざの若さを取り戻すには、食事が大きく関わってきます。

ひざの負担や痛みを減らすために必要な「体重コントロール」「筋力アップ」「冷えない体」は、適度な運動と食事の二本柱で成り立っているからです。

まずは体重コントロール＝減量のための食事法についてお話ししていきましょう。

正直、ひざ痛で受診される方の多くは太っている方です。

太っている方は減量することで、変形性膝関節症の悪化を食い止め、さらには今あるひざの痛みが軽減する可能性もあるため、体重コントロールは非常に重要です。

・立ち上がるときに痛い

・歩くとき、特に歩き始めに痛い

・階段の下りに特に痛い

このような体重がかかる動作でひざが痛む人には、減量の効果は大きいと思います。

現に、国際変形性関節症学会（ＯＡＲＳＩ）というアメリカの権威ある団体が示した変形性膝関節症の治療指針には「減量も治療のひとつ」として挙げられ、２００６年にデンマークのFrederiksberg病院のRobin Christensen氏らの研究によれば、変形性関節症の患者４１７人に対して減量による痛みと障害の程度の変化を調べたところ、**「平均で約６キログラム減量した時点で、統計学的に有意に痛みの軽減が認められた」**と報告されています。

実際に私の患者さんで、医療的な治療は一切していないにもかかわらず、**体重が10キログラム減っただけで、ひざの症状が消えた**方もいらっしゃいました。

体重が1キログラム減った場合、階段昇降でひざにかかる負担は約2～3キログラム減少する計算になるため、減量の効果はとても大きいと考えます。

同じ「痛みをやわらげる」ことが目的なら、副作用の可能性がある薬や、痛みをともなう注射に頼る前に、まずは食事や運動による「減量」にトライすることが、もっとも体にとってやさしい選択ではないでしょうか。

体質に合ったダイエットで効果的に痩せる

私がオススメする体重コントロールのための食事法は、大きく分けて三つあります。ダイエット法は、体質によって合う、合わないがありますので、ご自分の体に最適なやり方を取り入れてみてください。

❶よく噛んで満腹中枢を刺激する食事法

私たちの体には、満腹になったことを知らせる「満腹中枢」という機能があります。**満腹中枢が働くには、食事をスタートしてから約20分かかる**と言われており、食べるペースが速いと、結果、大食いのカロリー過多になってしまうため、食事は時間をかけてゆっくり食べる必要があります。

「わかっちゃいるけど、ついつい早く食べてしまう……」

そんな方にオススメなのが、「ゆっくり食べるように意識する」のではなく、**「ゆっくり食べなければならないメニューにする」**ことです。

たとえば、根菜類（ごぼう、れんこん、人参）や、きのこ類（しいたけ、しめじ、エリンギ）、海藻類（わかめ、昆布）は噛みごたえがあって、低カロリーな食品です。

これらを使ったメニューで、しっかり噛んで、少量でも満腹感を得られるような食事をしてみましょう。

❷高たんぱく質・低糖質で筋力アップ&脂肪燃焼させる食事法

ひざ痛解消のためにウォーキングや水中運動を行っている方も多いと思いますが、どうせ運動をするなら、その効果を食事で最大限に引き出してみませんか？

筋肉は、運動が「刺激」となることで発達しますが、筋肉の元となる材料は「食事」から摂る必要があり、そのために必要な栄養素が**「たんぱく質」**です。

たんぱく質は、肉類（鶏肉、牛肉、豚肉）、魚介類（マグロ、イカ、タコ、エビ）、大豆製品（豆腐、納豆）、乳製品（牛乳、チーズ）などに多く含まれており、**一つの食品に偏らず、いろいろな食品からまんべんなくたんぱく質を摂る**ことが大切です。

また、摂取したたんぱく質が効率よく吸収されるために、ビタミンB6やビタミンCを一緒に摂るようにしてください。

体に筋肉がつくと、ひざへの負担が減るだけでなく、安静時でも筋肉がエネルギーをたくさん消費してくれるため、自然と痩せ体質に変わっていきます。

さらに、糖質を一日30グラムに抑えることで、脂肪燃焼効果が高まります。

ちなみに、効率よく筋力アップを狙うなら、食事を摂るタイミングも重要です。**運動後45分以内は「ゴールデンタイム」**と言われ、この時間に高たんぱく質・低糖質の食事を摂ることで、より効率的に筋肉をつくることができます。

❸血糖値コントロールで痩せる食事法

人の体がエネルギー源としてまず利用するのは、血液の中にある糖質（血糖）です。この糖質を使い切ってからようやく、体脂肪が燃焼されます。

そのため、基本中の基本ではありますが、**「痩せるためには間食をしない」**ことがポイントになります。

食後、時間とともに徐々に減っていく血糖が、間食を摂ることで再び増えると、脂肪の燃えるタイミングがなくなってしまうからです。

したがって、運動でエネルギーを燃やしたい場合も、体内の血糖が少ない空腹時、具体的には朝食前や夕食前に体を動かすと効果的です。

また、糖質の吸収をできるだけ抑えるために、野菜から食べ始めることや、食物繊維の多い野菜類やきのこ類を積極的に摂る、ゆっくり食べることも大切です。

■食事で体を温めてひざの痛みを緩和する

血液循環をよくしてひざ痛を緩和するには、食事で体を温める方法もあります。体を温める食品には、塩、味噌、しょうゆ、明太子、ちりめんじゃこ、肉、卵、チーズ、漬物、根菜、しょうが、唐辛子、胡椒などが挙げられます。**体を温めるとひざ痛がやわらぐだけでなく、脂肪燃焼効果も期待できます。**

ただし、唐辛子の成分「カプサイシン」は、一時的には体温が上昇しますが、その後はむしろ下がる傾向にあり、また、お酢も体を冷やすと言われているため、寒い時期はこれらの摂りすぎには注意が必要です。

ちなみに私自身は、**全体の食事量をほぼ変えず、運動せずに食事法を変えただけで、3カ月で体重5キログラム減、腹囲5センチ減**を達成することができました！

食事法によるダイエット、ぜひトライしてみてください。

大腰筋と中殿筋を鍛えるひざ若返り体操でひざを元気に！

ひざの負担を減らすにはインナーマッスルを鍛える

ひざ痛対策のトレーニングとして、「ひざ周りの筋肉」を鍛える体操が一般的に勧められています。

主に大腿四頭筋《だいたいしとうきん》と言われる太ももの前の筋肉のことなのですが、私自身、その定説にはちょっと疑問があります。

大腿四頭筋を鍛えるのももちろん大切ではありますが、体を支えるときに一番重要な働きをするのは、背骨（腰椎）と足の骨（大腿骨）を結ぶ**「大腰筋」**という筋肉です。

大腰筋は、体の奥にある、いわゆるインナーマッスルと言われる筋肉で、歩いたり走ったりするときに脚を前に引き上げたり、背骨のS字をつくって正しい姿勢を維持させ、骨盤の安定にもかかわります。

大腰筋が衰えると、立ったり歩いたりするときに、体の左右の揺れを脚だけで支え

ることになるため、ひざにかなりの負担をかけることになります。

ひざ痛だけでなく、腰痛、肩こり、猫背姿勢、歩行時に脚が上がらず転倒しやすくなるなど、さまざまな体の異変や日常生活の動作に支障が出ると考えられます。

もう一つ注目すべき筋肉は、**「中殿筋」**です。

中殿筋は、お尻の横側にあって、骨盤と大腿骨を固定する、これもまた大腰筋同様にとても重要な筋肉です。

脚を外側に開くときに使われる筋肉で、特に歩くとき、脚を上げた瞬間に股関節を固定して、骨盤が斜めに下がらないようにしています。

この筋肉が衰えると、歩くときに骨盤が安定しないため、ひざにバランスよく荷重を加えることができなくなり、ひざを壊す原因になってしまいます。

どちらも位置的に、ひざからは少し離れた場所に存在する筋肉ですが、体重をバランスよくひざに伝える際に、とても重要な働きをしています。

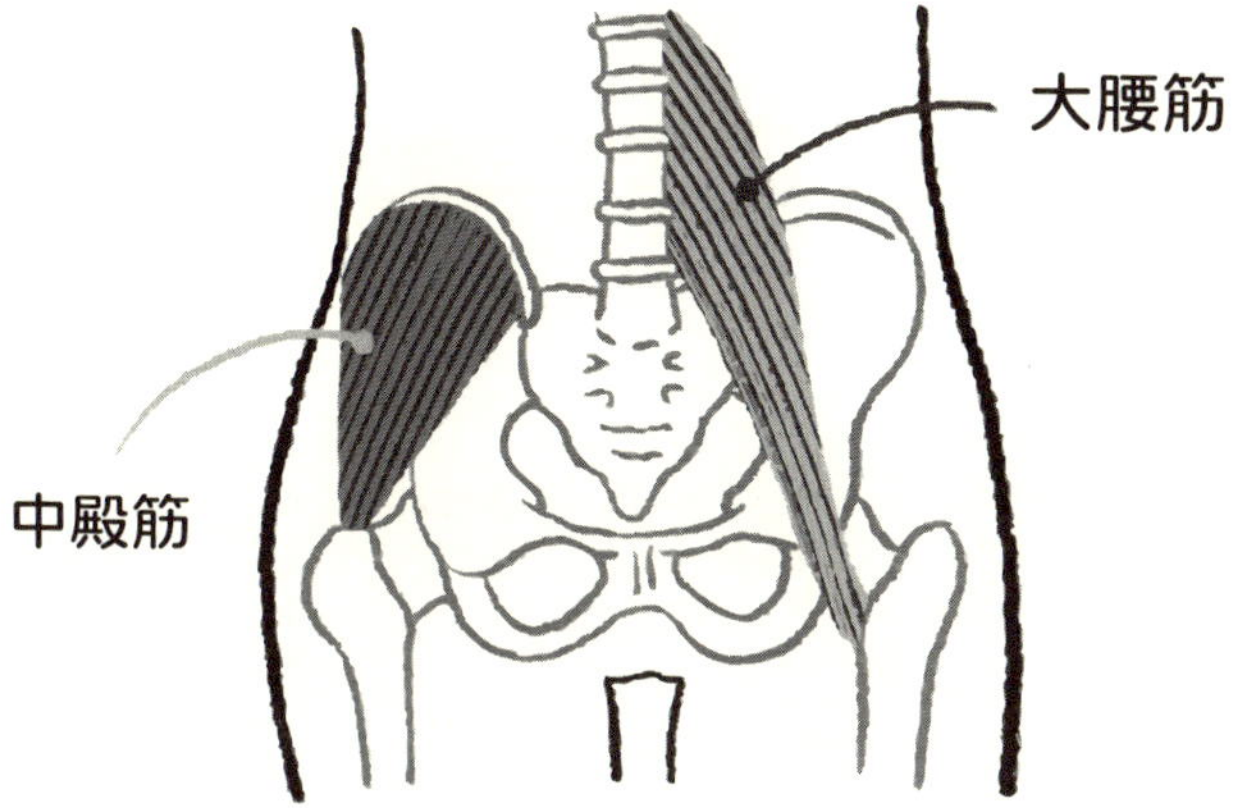

巻頭でご紹介した三つの体操は、大腰筋と中殿筋を鍛えるトレーニングです。

ひざが痛いからと体を動かさずにいるのは、筋肉がますます衰えて逆効果です。

今回ご紹介した体操は、寝た姿勢や座った姿勢で行うため、ひざに体重をかけることなく、ひざが痛い方でも安心して取り組んでいただけます。

「正しい姿勢をキープしながら」というのがこの体操の最大のポイントですが、私もやってみたところけっこうキツく、しっかり筋肉に効いていると実感しました。

ひざ痛改善に、ぜひ頑張って毎日続けてみましょう！

ツボ押しケアで
ひざの痛みを緩和する！

ひざ痛には足太陰脾経《あしたいいんひけい》をツボ押し

ツボ押しは、誰でも手軽に行えるセルフケアです。

西洋医学でも痛いところに注射をする「トリガーポイント」という考え方があり、東洋医学のツボ押しと共通する部分があります。

湯船に浸かりながら、あるいはお風呂あがりの体が温まった状態で、押して痛いところを「イタ気持ちいい」くらいの強さでグリグリ指圧してみてください。

巻頭の「ツボ押しセルフケア」では、変形性膝関節症の方に多い、ひざ関節の内側の痛みに効果的な「足太陰脾経《あしたいいんひけい》」のツボを中心にご紹介しました。

足太陰脾経とは、足の親指の爪の付け根の内側を起点として、脚の内側面をとおって内股を通過する経脈で、**「血海」「陰陵泉」「太白」**などのツボがあります。

そのほか、ひざ痛に効果のあるツボとして、ひざ裏にある**「委中」**、ふくらはぎにある**「承山」**、内くるぶしとアキレス腱のあいだにある**「太渓」**をご紹介しています。

ひざ若返り
ウォーキング法で脚を
いたわりながら歩く！

ひざに不安がある人こそひざ若返りウォーキング

運動には、週2回程度でよいけれど、きつい筋力トレーニングが必要な「無酸素運動」と、ウォーキングのように簡単だけれども、20分以上毎日続ける必要のある「有酸素運動」の2種類があります。

運動習慣のなかった人が、急にきつい筋トレをするのは難しいと思いますので、筋力アップやダイエットには誰でもチャレンジできるウォーキングがオススメです。

ウォーキングには、次の五つの効果があると言われています。

❶筋力アップ
❷ひざ軟骨へのよい刺激
❸骨の強化
❹心臓や肺の機能向上

❺血中の中性脂肪、コレステロールの低下

このように、ひざだけでなく、体全体にとってもよい作用をもたらしてくれます。

車移動を電車と徒歩に変えてみたり、お友達やご家族同士でおしゃべりしながら一時間程度歩いたり、無理のないやり方で続けられるよう心がけましょう。

ひざにやさしいウォーキングで楽しく続ける

ひざや体力に不安がある人でも、ウォーキングを安心して続けるためのポイントをご紹介します。

・準備体操

ウォーキング前に、ストレッチをすることで、筋肉への血流がよくなり、より効果

的に筋肉に刺激を与えることができます。
ウォーキング中のひざ痛やケガの予防にもつながります。

・スピード

歩くスピードが速ければ速いほど、ひざへの負担が大きくなるため、ひざに不安のある方はゆっくり歩くようにしましょう。

・時間

20分以上のウォーキングで、エネルギー消費、脂肪燃焼、中性脂肪減少、コレステロール減少といった効果が認められます。

・歩くフォーム

腹筋を引き上げるイメージでお腹をへこませ、つま先で地面をしっかり蹴って、かかとから着地します。

脚を前へ出すときは、関節のダメージを減らすため、ひざを伸ばしてください。

ひざ周囲の腱に負担をかけないためには、97ページのイラストのように、1本の線の上を歩くような脚の出し方ではなく、肩幅より若干狭いくらいの2本の線上を歩くイメージで脚を出しましょう。

・水分補給

ウォーキング前にコップ1～2杯、ウォーキング中は20分おきにコップ1杯ほど、少し冷たいと感じる水やお茶、スポーツドリンクをゆっくり飲むようにしてください。


最後に、ウォーキングを行う際の注意点をお伝えします。

ひざを痛めている人は、痛みが日によって変わることがよくあります。

痛い日もあれば、痛くない日もあり、ご自身のひざの痛みの程度に応じて歩く時間を調節することが大切です。

痛みを押して歩くとかえって悪化してしまうため、ウォーキング中やウォーキング

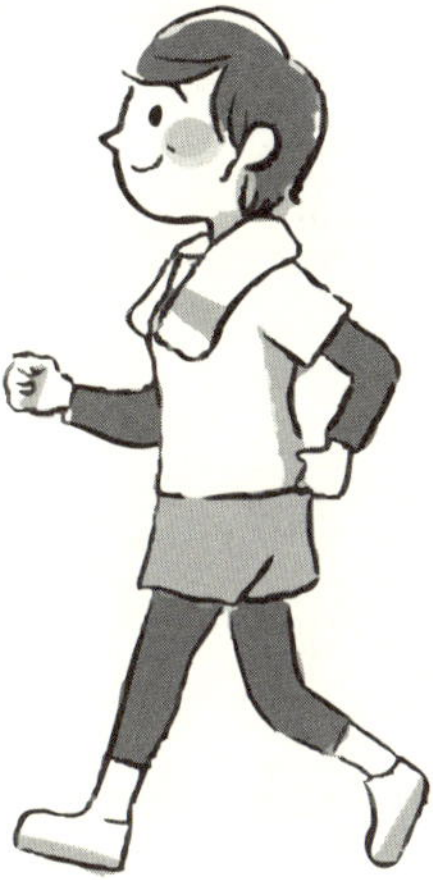

【ウォーキングの正しい姿勢】

・あごを引いて視線は前方10m ほど先を見る

・背すじはまっすぐ

・腕はリラックスして振る

・歩幅は普段より少し広めに

・つま先で地面を蹴る

・かかとから着地

後に痛みを感じたときは、**歩く量を少し減らすか、ウォーキング自体を一旦中止する**ようにしましょう。

痛みを感じない場合は、積極的にウォーキングを行って問題ありません。

ひざの調子を見ながら、毎日歩く量を決めていきましょう。

運動を続けていく上で大切なことは、**痛みのない運動をすることと、楽しみながら行うこと**です。

この二つを心に留めて、楽しみながらウォーキングライフに励んでください！

ひざ痛対策は
サポーターや磁気グッズを
賢く活用！

ひざサポーターには保温性と支持性の2タイプがある

ひざ痛対策の定番グッズといえば、ひざのサポーターです。

ひざに痛みを感じる方はもちろん、O《オー》脚変形の強い方や、ひざの曲げ伸ばしに不自由を感じる方にもサポーターの着用はオススメです。

サポーターを使うことで、ひざを冷えから守ったり、不安定な関節をある程度安定させることで、ひざの負担をやわらげることができます。

市販されているひざサポーターには、大きく分けて次の二つのタイプがあります。

・保温性サポーター

ひざを温めて痛みを軽減させることを目的としたサポーターで、冷えて痛い人や天気が悪くなると痛みが出る人、ジワジワとした慢性的な痛みを抱えている人にオススメです。

千円〜三千円台の価格が多く、支持性サポーターよりも比較的安価に購入できます。

・支持性サポーター

ひざ関節のぐらつきを支えて痛みを軽減させるサポーターです。

歩いているときやスポーツをしているときに痛みを感じる人にオススメです。

整形外科に出入りする装具屋さんが扱っている数万円するセミオーダーの医療用から、スポーツ用品店などで購入できる数千円のものまで、値段にはバラつきがあります。

サポーターは、**価格だけで選ぶのではなく、症状に合わせて選ぶ**ことが重要です。

寒い季節はひざの痛みが気になって、外出が億劫になるという方も目立ちます。

しかし、外出せずにあまり歩かない生活を送っていると、運動量が減って筋肉はますます衰え、ひざへの負担も増すばかりです。

そんな方にこそ、ひざサポーターを装着していただき、外出する不安を少しでも軽減してもらえたらと思います。

ちなみに、サポーターを上下逆にして装着するなど、誤った方法で使用すると、効果がないばかりか、おかしな圧迫でひざを痛める原因にもなるので、正しく装着するよう気をつけましょう。

最近、ひざサポーターのほかに私が注目しているのは、生体電流をアップさせて筋肉や関節の硬直を緩和するという**磁気チタンのアンクレットやシール**です。

生体電流とは、体の中を流れている電流のことで、心電図や脳波などもこの生体電流を利用してつくられています。

磁気チタンのアンクレットやシールは、筋肉や腱が原因のひざ痛には効果があると考えており、シールタイプでは、痛い部位のほか、筋肉の走行に沿って貼ることでパフォーマンスアップ効果なども期待できます。

整形外科の薬と注射が
効かなければ鍼灸院、
接骨院、整体院で
治療する！

■筋肉が原因の痛みなら鍼灸や整体が効く

整形外科で薬やヒアルロン酸注射、ステロイド注射などの治療を行っても、なかなか症状が改善しなかったり、すぐに効果が切れてしまう方がいらっしゃいます。かといって、手術をするにはそこまでひざの状態も悪くない……。八方ふさがりで整形外科医が頭を抱える、典型的なパターンです。

私はそんなとき、**鍼灸院や接骨院、整体院での痛み治療**をオススメしています。ひざの痛みの原因が軟骨や骨でない場合に、鍼灸院や接骨院、整体院で行う鍼《はり》やマッサージなどの治療は、**薬のような副作用もなく、筋肉にアプローチして痛みを改善するにはとても有効**な対症療法です。

もし患部を指で押して痛ければ、これらの治療が効くパターンが多いので、覚えておくとよいでしょう。

ただし、治療院への受診は、**整形外科できちんと検査と診断を受けて**、変形性膝関節症以外の隠れた病気がないとわかっていることが絶対条件です。

ところで、患者さんの様子を見ていますと、整形外科よりも、治療院での治療のほうが**満足度**が高い傾向があるようです。

というのも、医者のなかには診察のときに患部に触らない人が多く、ひどい場合はパソコン画面ばかり見て、患者の顔すらロクに見ない人もいます。

そんな診察では、患者さんはきちんと診てもらったという満足感は得られません。

それに比べ、鍼灸院や接骨院、整体院などの先生は、必ず患部に手を触れます。鍼やマッサージは患部に触らなければ治療ができないので、まぁ当たり前ではあるのですが、患者さんは「自分の体をいたわってくれた」「きちんと診療してくれた」という満足感が得られやすいのでしょう。

逆をいうと、患部を触診し、関節を曲げ伸ばしして、動きや痛みを確認する整形外科医は、きちんと患者さんに向き合って診療している医師ですのでご安心ください。

ちなみに、「鍼灸院」「接骨院」「整体院」「カイロプラクティック」など、さまざまな名称の治療院が存在しますが、これらの違いが何かわかりますか？

実は、施術する人の資格の違いです。

「鍼灸院」は**鍼灸マッサージ師**、「接骨院」や「整骨院」は**柔道整復師**という国家資格を持つ人が開院し、「整体院」や「カイロプラクティック」は民間資格の**整体師、カイロプラクター**の方が開院している場合が多いです。

ただし、「国家資格だからいい」「民間資格だから悪い」というわけではありません。施術に当たる方はさまざまな流派の手技を取り入れ、ダブルライセンスの人も多いため、患者さんも資格にこだわらず、ご自身の**症状や体に合う誠実な治療者と出会えることが一番大切**です。

整形外科と違って、治療院に関しては流派が無数にあるため、万が一症状が改善しなくても、「ここは自分には合わなかった」と気持ちを切り替えて、別の治療院を探すことをオススメします。

ロキソニンで痛みが取れないときは漢方薬という選択もあり！

合う人には効果てきめんの漢方の力

整形外科で漢方というと、なんとなくイメージがわきづらいかもしれませんが、実は**漢方薬はひざ痛にもよく効きます**。

漢方薬は、自然界にある植物や鉱物などの生薬《しょうやく》を組み合わせて作られた薬で、**「体全体の崩れたバランスを整えることで症状を改善する」**という東洋医学の考えに基づいた治療法です。

そのため、同じ漢方薬がひざ痛にも効いて胃腸にも効く、なんてことがよく起こります。

漢方薬は体にやさしくジワジワと効くイメージがあるかもしれませんが、即効性のある漢方薬もあれば、副作用も存在し、むしろ、体に合う、合わないがはっきりしているため、1カ月も服用すれば、継続したほうがよいのか、中止したほうがよいのかという判断はつきやすいはずです。

とは言っても、副作用については、ロキソニンやステロイド注射などに比べて少ないと言えるでしょう。

また、同じ病気であっても、その人の体質によって異なる漢方薬が処方されたり、発症してからの経過日数によっても使われる漢方薬が異なります。

私のお気に入りは、**「治打撲一方《ちだぼくいっぽう》」**という漢方薬で、骨産生《こっさんせい》を早める働きがあり、骨壊死《こつえし》や骨粗鬆症、骨折を早く治すときなどによく処方しています。

肋骨骨折に対する治打撲一方とロキソニンを比較した研究論文によると、治打撲一方のほうが痛みの消失が優位に早く、医療費も安く抑えられるという結果も出ています。

変形性膝関節症の場合では、軟骨がすり減ってその下の骨にダメージが伝わり、骨に炎症が起きているケースに治打撲一方を使用すると、大変よく効きます。

ひざ痛に効果のある漢方薬

製剤 No.	漢方薬名	こんな人にオススメ
89	治打撲一方《ちだぼくいっぽう》	・大腿骨と脛骨がぶつかって痛い人 ・ひざに骨挫傷がある人
28	越婢加朮湯《えっぴかじゅつとう》	・ひざに水が溜まっている人　・腫れて痛い人 ・じっとしていても痛い人　・痛くて動かせない人
78	麻杏薏甘湯《まきょうよくかんとう》	・動かすと痛い人　・脚がむくみやすい人 ・夕方になると痛くなる人
20	防已黄耆湯《ぼういおうぎとう》	・日常生活の動作で痛い人 ・筋力のない人　・胃が悪い人
52	薏苡仁湯《よくいにんとう》	・たまに痛みが出る人　・冷え性の人 ・決まった動作をすると痛い人　・むくみやすい人

そのほかに整形外科で使用する漢方薬としては、**「防已黄耆湯《ぼういおうぎとう》」**が挙げられます。安静にしていてもひざが痛いときや、ひざにお水が溜まったとき、人工関節手術後のジンジンとした傷の痛みにも効果があります。

整形外科で漢方を処方する医師はまだまだ少ないと思いますので、もし試してみたい方は、お薬手帳をもって薬局の薬剤師に相談してみてください。

上の表にひざ痛に効果のある漢方薬をまとめましたので、ぜひ参考にされるとよいでしょう。

サプリメントとは上手に付き合う！

サプリメントを試す価値は十分ある

私の専門がひざの手術のため、人工膝関節手術を受ける患者さんを診る機会が多くあります。

みなさん手術を受けるまでに、いくつかの治療経験があり、そして半分以上の方がサプリメントを試したことがあると答えられます。

整形外科の治療も「万能」ではないため、そういう意味では、**副作用が少なく、ある程度の科学的根拠があるサプリメント**ならば、私は試す価値はあると思っています。

ただし、ほかの人が試して効果のあったものが、必ずしも自分に当てはまるかといえば、その限りではありません。

「このサプリメントは効果がありました！」という結果の臨床研究でさえも、よくよく考えれば当然のことなのですが、摂取していない集団の平均値と摂取している集団の平均値を比べたときに効果があったというだけで、摂取したけど効果のなかった人も少なからず存在しているはずです。

だからこそ、私は**「効くかどうかわからないものは飲んで試してみてはいかがですか？」**と患者さんにお伝えしています。

ひざによいサプリメントはグルコサミンだけじゃない

私が試してもよいと思う、科学的根拠があって副作用の少ないサプリメントをいくつかご紹介していきましょう。

・グルコサミン

体の軟骨、皮膚、腸、脳などに存在する糖分の一種です。

ヨーロッパでは約30年前から、変形性膝関節症の痛みに対して使用されており、一部の国では医薬品としても認められています。

基本的に安全な成分ですが、食べ物にも食べ合わせがあるように、便秘、下痢、胃のむかつきなどの胃腸障害といった症状がごくごく一部の方に出ることがあります。また、エビやカニが原料であることが多いため、エビやカニのアレルギーがある方は、念のため控えたほうがよいでしょう。

・コンドロイチン

ムコ多糖類の一種で、生体の運動を円滑にしたり、細胞や組織の表面を滑らかに覆って保護する働きがあります。

軟骨の主成分であり、皮膚や肉芽などにも広く存在しています。

サプリメントのコンドロイチンは、サメ軟骨を原料にしたものが多いです。

・MSM（メチルスルフォニルメタン）

体内に存在する硫黄の一種で、関節軟骨、髪、爪、皮膚などに多く存在し、食品中では、牛乳・野菜・お茶・コーヒー・ビール・果物などに微量ながら含まれています。

サプリメントのなかでは、**関節の炎症に一番効果がある**とされています。

・2型コラーゲン

主に関節軟骨や目の硝子体に存在するコラーゲンです。

鶏や豚の軟骨などから軟骨エキスを抽出して、サプリメントに利用されています。

関節炎の発症を抑制する機能が期待されます。

・ヒアルロン酸

関節液や軟骨などに多く含まれ、関節の潤滑作用や緩衝作用など、関節の動きをよくする働きをしています。

ヒアルロン酸注射のほか、サプリメントとして摂取しても、関節の炎症を抑える効果があることがわかっています。

・アガロオリゴ糖

最近注目されている寒天由来のオリゴ糖で、抗炎症作用があるとされ、グルコサミンを併用することで抗炎症作用が高まるという研究結果があります。

ご紹介したこれらの成分は、宣伝や広告ではいろいろな効果を謳ってはいますが、あくまでも**ひざの炎症に効く成分**であり、軟骨を再生する機能はありません。

また、第1章のグルコサミンでもお伝えしたとおり、同じサプリメントを1カ月間試して痛みが改善しなければ、他のサプリメントや違う治療法を考えるべきでしょう。

整形外科で処方する痛み止めの薬（消炎鎮痛剤）は胃が荒れる副作用が強く、ひざへの注射は痛みをともないます。

その点、サプリメントは副作用が少ないため、たとえ効果がなかったとしても特筆すべきデメリットもありません。

このようなことから、**「ひざに痛みを感じたら、最初にサプリメントを試してみる」**という選択は、私はアリだと思っています。

靴とインソールを変えればひざの老化を防げる！

ひざ痛を予防する靴とインソール選び

ひざは体重を支えるとき、一つの面ではなく、ひざの内側と外側にある2カ所の点で支えています。

ひざの内側と外側の荷重のバランスが崩れると、どちらか片方にだけ負担が増して、負担の大きいほうの軟骨がすり減ってしまいます。

では、どうしたら、バランスよくひざに体重をかけることができるのでしょうか？

実はそのバランスに関わっているのが、地面と接触している「足」です。

よく見ると、足は前から見ても横から見ても、**「アーチ構造」**という弓なりの構造をしています。

このアーチ構造を維持することが非常に重要で、そのためには**土踏まずの部分が少し盛り上がった形の「アーチサポート」という靴やインソール**が必要になります。

アーチサポートの靴やインソールは、ひざの痛みを取るだけでなく、**まだ痛みがない人の将来のひざ痛を予防できるため、若いうちから取り入れるべきアイテムです。**下手な運動をするよりは、まずはアーチサポートの靴やインソールを使って、ひざにかかる体重のバランスをコントロールすることが大切です。

すでにひざが痛く、O脚やX《エックス》脚になってしまっている重度の方には、**内側あるいは外側に傾きをつけたインソール**をオススメしています。

ほとんどの整形外科では、オーダーメイドのインソールを作る装具メーカーが出入りしているので、O脚やX脚の方は整形外科医に相談するのもひとつの方法です。

変形性膝関節症の方に適した靴について調べた研究によると、ひざにやさしい靴の条件は次の四つといわれています。

- **靴底が1センチ程度の厚さ**
- **ヒールがないフラットなタイプ**
- **軽い靴**

・クッション性のよい柔らかい靴

パンプスよりも、**スニーカーやコンフォートシューズ**のような前と後ろの高低差がないもののほうが望ましく、また、**足首は固定されているタイプ**のほうが安定していて歩きやすいでしょう。

よくヒール靴を履いた女性が、ひざを曲げて歩く姿が見られますが、この歩き方では、膝蓋腱《しつがいけん》というひざ前面部の腱に負担がかかり、炎症を起こす原因となります。

ほかにも、重い登山靴や革靴、足首の固定がないツッカケやビーチサンダル、健康サンダルなどはひざに負担をかけるため避けたほうが無難です。

また、つま先に余裕がある靴は、中で足が泳いでしまうので好ましくありません。

このように、一口に「ひざによい靴」と言ってもいろいろな条件があります。

最近では、専属のアドバイザーがいる靴屋さんもありますので、どの靴がよいか相談してみるのもよいかと思います。

痛い人と痛くない人では
ひざのケア方法は違う！

痛くない人はアーチサポート、痛い人はひざをいたわる体操を

ひざのケアは痛みが出る前から行うことで、関節年齢を若く保つことができます。
私が大切だと考えるひざのケア方法は、主に次の三つです。

- **運動**
- **体重コントロール**
- **靴選び**

これらは、すでにひざに痛みがある方にも気をつけていただきたいポイントです。
ただし、痛みがない方と、ある方では、ケアの内容に多少の違いがあります。
それについて具体的に説明していきましょう。

まず運動についてですが、痛みがない方はご自身が楽しみたいと思うスポーツを自

由に楽しんでいただいてけっこうです。

ただし、何も運動をしていない方については、**ウォーキングやサイクリング**などのひざに負担をかけにくい運動で筋力アップに励んでいただきたいと思います。


一方、すでにひざが痛い方の運動は、痛みと相談しながら行うことが重要です。痛みのない日であればウォーキングをしてもかまいませんし、痛みがあるときは**巻頭の体操や太極拳、水中ウォーキング**などのひざに負担をかけない運動が理想です。

もし運動をした後に、徐々にひざに痛みが出たり、翌日に痛みが出る場合は、運動による負担が原因の可能性があるので、巻頭の体操以外の運動は控えるべきです。

また、**運動前にひざ全体と周囲の筋肉を温める**ことでひざ痛を予防でき、運動後に痛みを感じた際は**痛い場所を中心に冷やす**ことで痛みを軽減することができます。


体重コントロールについては、ひざの痛みのあるなしに関係なく、ＢＭＩ22の適正体重を目標に、運動と食事の改善で取り組んでいただきたい項目です。

ひざ痛の有無別

関節年齢を若く保つ方法

ひざがすでに痛い人		ひざがまだ痛くない人
水中ウォーキング、 太極拳、ひざ若返り体操	運動	お好きなスポーツ ウォーキング、サイクリング
オーダーシューズ、 オーダーインソール	靴	アーチサポート
炎症止めとして活用	サプリメント	不要
検査、診断、投薬が必要	通院	不要
BMI22前後を目標に (−6kgで有意に痛みが減少)	ダイエット	BMI22前後を目標に

最後の靴選びですが、前項でも申し上げたとおり、ひざの痛みが出る前から、**アーチサポートのあるインソールや靴**を使用して将来のひざ痛を予防しましょう。

すでに痛みが出ている方は、整形外科医やシューズアドバイザーなどの専門家に相談して、オーダーメイドの靴やインソールを取り入れてみるのもよいでしょう。

巻末に、ご自分のひざの状態がわかる「ひざの若さチェックリスト」を収録しました。

ぜひ、こちらも参考に、早い段階からひざのケア方法を取り入れていきましょう。

第4章

整形外科専門医が知ってほしい最善の治療法

[redacted]

ひざの痛みに
耐えることは
美談にならない！

■痛みに耐えずに自ら行動することが大事

ひざの痛みが気になるのに、なかなか病院に来てくれない人たちが本当に多いです。医師といえど、受診していただかなくては何もできないので、**「少しでもひざが痛むなら、即、整形外科！」**と、声を大にして言わせてください。

同じ動作でひざの同じ場所が痛むのは、かなり進行している証拠ですよ！

今までいくつもの病院で診療をしてきましたが、都会に住む方は比較的痛みを我慢せずに受診する傾向がありますが、地方の方は我慢強い方が多いのか、「もう手術しか方法がない！」という状態になって、初めて受診される方も少なくありません。もっと早い段階で来てもらえたら、手術以外の選択肢がいくつもあったはずなのに、これは本当に残念なことです。

特に農家の方は、しゃがむ姿勢が多いせいか、O脚が悪化している方が目立ちます。

「自営業で自分が休むわけにはいかないから病院にも行けない」と、受診を先延ばしにしていると、ひざはどんどん悪化して、ついには仕事をすることはおろか歩くことすら困難になってしまいます。

もし人工関節手術となれば、入院のために約1カ月間は休職しなくてはならず、それを考えたら、**症状がなるべく軽いうちに受診**して、ひざの状態を悪化させないよう努めながら、痛みの治療を行うことが最善です。

私が受け持ったなかで一番の我慢を貫いた患者さんは、すでにひざに人工関節を入れている方だったのですが、ひざの痛みを我慢して放置していたところ、人工関節の周りが膿み始め、高熱が出てからようやく受診されました。

危うく骨の内部にまで細菌が広がる骨髄炎になるところでしたが、なんとかそれだけは免れました。

しかしながら結局、人工関節を取り替えるために、さらに2回の手術を受けることになりました。

ここまでの大惨事になるケースはなかなかないとしても、たとえばヒアルロン酸注射を打っていても痛みがいっこうに改善しないという方は、思い切って医師に**「ヒアルロン酸注射では痛みがよくならないので、MRIを撮ってほしい」**と、自ら声を上げることがとても大切です。

2週に1回のヒアルロン酸注入になったときに、次の注入まで痛みを我慢しなくてはいけないなら、早々に別の治療法に切り替えるべきでしょう。

ヒアルロン酸ループを延々続けて、それ以外の有効な治療法を選択する機会を逃し、結局そのまま手術になってしまったという方を何人も見ています。

ただ私自身、最終的には人工関節手術を行うことで、生活の質を上げたり、やりたいことができるようなひざに戻せると考えていますので、「一生治らない」と悲観する必要はありません。

いずれにしてもひざ痛の治療は、**とにかく痛みを我慢しない**こと、治療方針を医師まかせにせず二人三脚で治療に取り組む姿勢が大切です。

[redacted]

ひざの痛みに対する治療は整形外科だけにこだわるな！

整形外科で行う痛みの治療と根本的治療

変形性膝関節症の治療は、大きく分けて二つあります。

❶ひざ痛をやわらげる治療

❷ひざ関節の根本的治療

❶のひざの痛みをやわらげる治療では、次のような治療が整形外科で行われています。

・筋力低下を防ぐ運動療法
・体重管理のための栄養指導
・湿布や内服の消炎鎮痛剤
・サポーターやインソールなどの装具療法
・温熱療法や電気刺激療法といった物理療法

・ステロイド剤やヒアルロン酸製剤の関節注射

一方、❶の治療で効果が認められず、「痛みで日常生活に支障が出る」「痛くて思うように動けない」という人には、❷の根本的治療を推奨します。

根本的治療としては、私自身が専門的に行っている「ひざの人工関節手術」や、「軟骨の再生医療」などが挙げられます。

長いことひざに痛みがあった人は、手術をして痛みの原因を取り去っても、まれに痛みが残るケースがあります。

そんなときは、ニセの痛みをキャッチする神経に栄養素を送っている血管を詰めるため、最新の「カテーテル治療」が適しています。

整形外科では、これらの治療を**それぞれの患者さんの痛みの程度や、ライフスタイルに合わせて使い分けていく**のが一般的です。

東洋医学や代替医療によるアプローチ法

しかし、世界的に見ると、国際変形性関節症学会（OARSI）の提唱するガイドラインには、グルコサミンやコンドロイチンといったサプリメントや鍼灸、カイロプラクティックなどの東洋医学、代替医療なども含まれており、これらが**ひざの痛み治療に有効であること**が示されています。

それ以外にも、ひざ痛にアプローチするさまざまな対症療法が存在し、漢方薬、抗酸化物質、グルコサミンやコンドロイチン以外のサプリメント、ゲルマニウムなどの金属を利用した血流改善や疼痛緩和を狙った治療など多種にわたります。

なかには、**「科学的根拠に乏しいけれど、自覚症状にはいいらしい……」**という治療法も多く、いまだ口コミが大きな情報源となっているのも否めません。

さらに西洋医学、東洋医学、その他の代替補完医療は独立していて、連携や情報の交換は皆無といっていいでしょう。

正直、整形外科医でこれらの治療を推奨する人は、残念ながら少ないと思います。なぜなら、医師は自分の専門領域の治療に自信を持っているため（だからこそ患者さんに治療を行えるのですが）、自分の考えとは異なる治療法は排除したがる傾向にあります。

同じ整形外科のなかですら、病院の整形外科医は専門である手術を勧めたがり、クリニックの整形外科医はヒアルロン酸注射ばかりを打ちたがります。自分の知らないこと、専門外の治療、新しい治療は基本的に否定したがる人種なのです。

そのため、いざ「ひざが痛い」という症状が現れても、広い選択肢のなかから本当に自分に適していて、なおかつ科学的に裏づけられた情報は得づらい状況にあります。

そんな状況の患者さんの一助になればと、私は、治療方法や手技の違いという垣根を越え、**患者さんにとって最適な治療法**を追求していくことを目的とした「ＮＰＯ法

ひざ関節治療の流れ

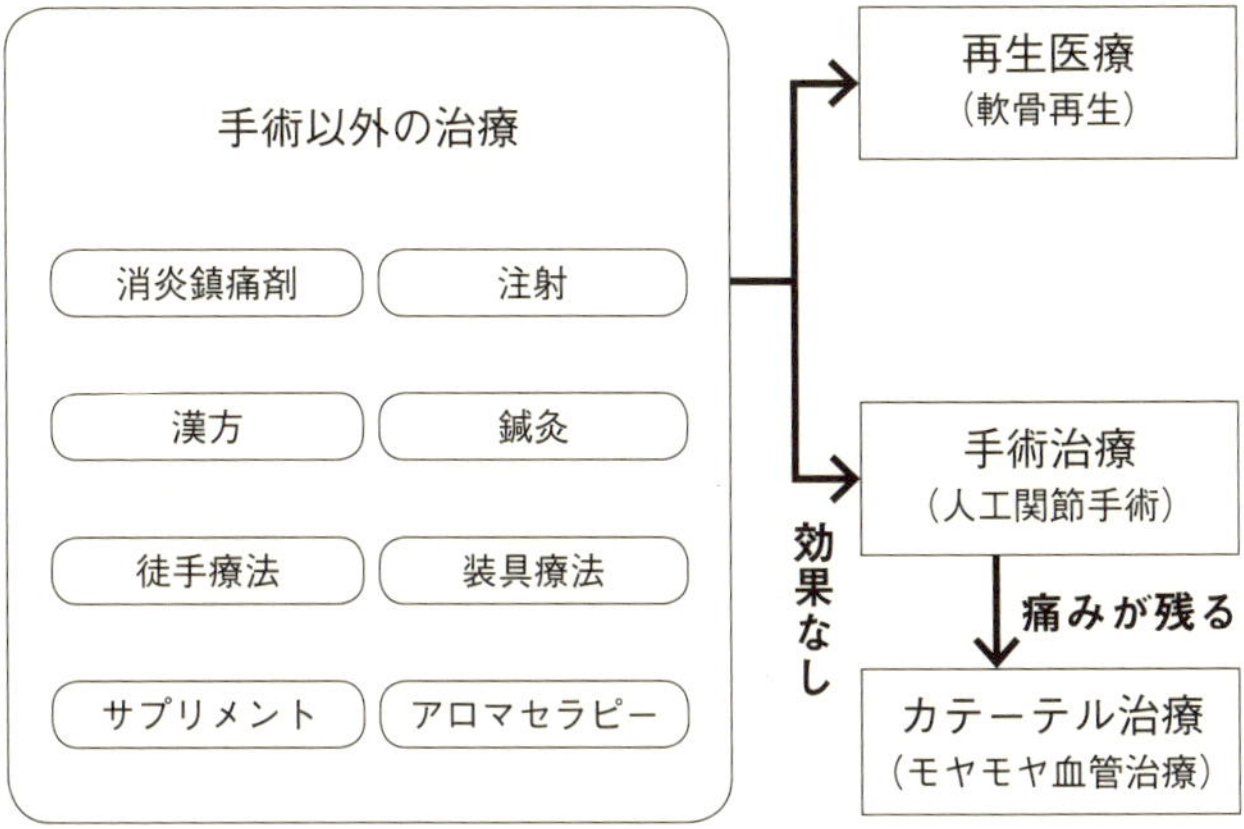

人　腰痛・膝痛チーム医療研究所」を設立しました。

西洋医学的な治療活動以外にもさまざまな治療を研究し、治療の科学的根拠や正確な臨床成績などを明確にするため、治療情報の収集やアンケート調査、臨床研究、情報の公開などを行っています。

本書の巻末に収録した**「治療選択チャート」**は、その研究結果をもとに私が新たに考案した、患者さんのひざと全身状態から最適な治療法を選び出すためのチャートです。

ぜひ、ご自分にぴったりの治療法を見つける参考としてください。

ヒアルロン酸注射、ステロイド注射とは賢く付き合う！

整形外科は注射を打ってくれるサロン!?

ある日、待合室から聞こえてきた患者さんの会話に、私は一瞬耳を疑いました。

「今日は佐々木さん来ないねぇ。どうしたのかなぁ?」

「そういや今日は見かけないねぇ。具合でも悪いのかねぇ?」

えぇ!? 病院って、具合が悪いから来るところなんじゃないんですか!?

整形外科の外来ではよくある風景ですが、要するに注射やリハビリの治療は「おまけ」で、患者さん同士のコミニュティサロンになってしまっているんですよね。

続けている治療にきちんと効果を感じているのであれば、それはそれで別にかまいませんが(楽しく通院いただけてよかったです)、お友達と会うことがメインになってしまい、効きもしない注射を打ち続けているとしたら大問題です!

ヒアルロン酸注射で痛みが改善する人が多い一方、全然効かない人もいます。

もともと体内にも存在する物質のため、薬そのものによる副作用は少ないのですが、やはり注射なので、打つときの痛みや、注射の際に偶然皮膚にいた細菌を関節の中に押しこんで、関節内に感染が起きるといった合併症はあります。

ちなみに、ヒアルロン酸そのものには、痛みをやわらげる鎮痛作用はありません。ヒアルロン酸の粘り気が、関節の潤滑油となって動きを滑らかにし、また、炎症を抑える効果があるため、それらの作用で関節の痛みを改善していると考えられています。

ヒアルロン酸注射の適応は、レントゲン上で軽度～中程度の患者さんに推奨されていますが、軟骨の状態と痛みの度合いは比例しないため、私自身は、外用薬や消炎鎮痛剤でのコントロールが不良な場合に検討しています。

投与した関節内のヒアルロン酸は通常4～5日で消失するとされますが、症状に対しては、もっと長期間持続する場合も多いようです。

ステロイド注射は、ヒアルロン酸注射で改善が認められなかった患者さんの、次のステップとして行われることの多い治療です。

第1章でも触れましたが、**抗炎症作用が強い分、副作用も大きい**ため、頻繁に打つことは推奨されません。

普通は**半年に1回程度、最低でも1カ月以上は間隔を空けて**打つ必要があります。

どちらの注射の場合にも言えることですが、薬剤が関節の空間にきちんと入っていないと痛み止め効果が弱く、薬を注入しているときに感じる痛みも強くなります。

こればかりは整形外科医の腕による部分が大きいため、注射の上手な医師を選ぶようにするしかありません。

これらの注射治療は、**痛みに対する対症療法のため、いくら続けても根本的にひざの状態を回復することはできません。**

また、もし痛みが改善したからといって、**動きすぎてかえって症状を悪化**させてしまっては元も子もありません。

ヒアルロン注射、ステロイド注射は、そのあたりをきちんと理解して、ひざの痛みと上手く付き合っていくために、賢く取り入れていただきたいと思います。

手術の
ベストタイミングを
見極めて
痛くない脚を取り戻す！

手術で根本的な治療も視野に入れる

痛みの対症療法を行っても改善がなく、日常生活に支障が出ている場合、ひざの構造自体を根本から治療するため、「手術」という選択も視野に入れることになります。

ひざ関節の手術には、次の三つがあります。

❶関節鏡手術（内視鏡手術）
❷骨切り術（高《こう》位《い》脛《けい》骨《こつ》骨《こつ》切《き》り術《じゅつ》）
❸人工関節手術（人《じん》工《こう》関《かん》節《せつ》置《ち》換《かん》術《じゅつ》）

関節鏡手術とは、ひざに小さな穴を開け、ひざの中を内視鏡で覗きながら、すり切れた半月板や軟骨のささくれ（骨棘《こっきょく》）などを取り除いたり、増殖した滑膜を除去したりといった**関節内の清掃をするための手術**で、入院期間は1週間ほどです。

この手術は、関節内で炎症を引き起こす物質を取り除くことが目的のため、変形性膝関節症の初期に行われるのが一般的です。

しかし、48ページでもお伝えしたとおり、「関節鏡手術の効果は術後1～2年と限定的」との報告もあり、ひざ痛の原因が半月板の損傷や靭帯の断裂といったケースでない限りは、あまり有効な手術とはいえません。

骨切り術は、スポーツなどの活動性を維持したい方に対して行う、**関節を温存したまま O 脚を矯正する手術**で、なかには、できなかった正座がスムーズにできるようになるまで回復される方もいらっしゃいます。

脛の骨の内側に切りこみを入れて、くさび型の人工骨を挟みこみ、O脚をややX脚に矯正して、ひざの内側にかかりすぎている重心を外側に移動させます。

術後3～4週間は脚に体重をかけてはいけないため、そのあいだは入院が必要となる上、**高齢の方や骨粗鬆症の方、煙草を吸う方、軟骨や半月板の損傷が激しい方には適しません。**

骨切り術を受ける方は、40～50代を中心とした比較的若い世代が多く、軟骨が残っている場合に限定されています。

人工関節手術は、今から約40年ほど前に始まった歴史ある手術法です。ひざ関節の表面を薄く切り取って、チタンなどの金属でできた人工関節をかぶせる方法で、もともとあったひざの痛みに対しての完治率はほぼ100パーセントと言われ、日本だけでも**年間約9万人**がこの手術を受けています。

人工関節手術には、関節全体を取り替える**「全置換術」**と、一部だけを人工関節に取り替える**「部分置換術」**の二つがあります。

全置換術の入院期間は1カ月ほどで、変形性膝関節症が進行して、思うように歩けない、歩けても強い痛みを感じる人に対して行われます。

部分置換術は、傷も小さく、入院期間も2週間と比較的早く退院できますが、**O脚がないことや前十字靭帯がしっかりしている**などの条件があり、比較的早期に手術を選択する方が適応となります。

人工関節は入れ歯と同じように寿命があり、個人差はありますが20〜30年で入れ替えが必要になります。

入れ替え手術を極力避けるためにも、60歳まではこの手術をしないですむよう、ひざに負担をかけない生活習慣や筋力アップなどをする必要がありますし、実際、人工関節手術を受ける方の多くは60歳以降の方たちです。

人工関節は、ジャンプを繰り返すような激しい運動や、過度な肥満で金属と骨のあいだが緩みやすくなるため、術後の生活習慣にも注意が必要です。

また、人工関節の細菌感染のリスクは1パーセントと低いものの、一生ともなうことを忘れてはいけません。

手術のタイミングがその後の人生を左右する

「どのタイミングで手術を選択すべきか？」は、多くの方が気にするポイントでしょう。

しかし、実際は整形外科でもはっきりとした指標がないのが現状です。

一般的に、患者さんの痛みの程度や、痛みのせいでどれくらい日常生活の動作が制限されているか、患者さんの希望といった要素から手術の適応を決めています。

そのため、かなり早い段階で手術を勧める医師もいれば、もう手術したほうが患者さんのためになるのではないかという段階でも、鎮痛剤や注射で様子見をする医師もいて、かなりのバラつきがあります。

また、まれに手術をした場所が本当の痛みの原因ではなかったケースがあります。頻繁に起こることではありませんが、他の治療法で効果が得られたのに、先に手術をしてしまった過剰治療のケースです。

私の個人的な見解としては、**手術以外の治療を行ったものの、日常生活ややりたいことが、ここ半年以上ひざの痛みのせいで制限されている**、というタイミングで手術を決断すべきだと思います。

手術の選択は、メリットやデメリットについても主治医とよく相談しながら、自分に最適なタイミングで決断されるのがベストです。

巻末の **「治療選択チャート」** も、手術について考える際にご参考にしてください。

最新の治療法を知って
ひざの痛みを
諦めない！

カテーテル治療と筋膜リリースで痛みを取り除く

人工関節手術をしても、まれに**ひざに痛みが残ってしまう**方がいらっしゃいます。ひざの状態はすでに手術で回復しているため、痛みの原因はなくなっているのですから、こうなるともう次に打つ手がありません。

しかし、近年このようなケースにも希望の光が見えてきました。

人工関節手術後の痛みの正体がついに明らかになったのです！

人の体は慢性的に炎症を起こしていると、その周辺に動脈から細いモヤモヤとした血管が伸びてきて、炎症が治まってからも、この血管と対になっている末梢神経が残って、**ニセの痛み**を感じ取ってしまいます。

そのため、長いあいだ痛みを感じていると**「痛みを記憶」**したり、また、痛み以外の「冷たい」「触れている」といった感覚を伝えるはずの神経が、本来の仕事ではない**「痛み」**を伝える誤作動を引き起こしたりします。
そこで、このモヤモヤ血管にカテーテルを通じて特殊な薬剤を注入して血管を塞ぐことで、血管から栄養をもらって不要に伸びていた神経を摘める治療を行います。
この**モヤモヤ血管のカテーテル治療**により、人工関節手術後に残ってしまった痛みが、2~3カ月ほどで改善したという報告があります。

もう一つ、術後の痛みを取る方法として、**筋膜リリース**にも注目が集まっています。

こちらは、神経ではなく、筋肉を包む**筋膜の癒着**が原因の場合に効果があります。

筋膜に癒着が起きていると、動くべきところが動かないため、引きつれて痛みを感じてしまうのです。

そこで一部の整形外科では、エコーで確認しながら、注射で生理食塩水を筋膜の隙間に流しこみ、筋膜の癒着を剥がすことで痛みを取り除く治療を行っています。

この治療は医師の腕による部分が大きく、当院ではエコーガイドなしでも問題なく行っており、さらに生理食塩水だけではなく痛み止め薬も使用した、より高い効果を狙った筋膜リリースを実施しています。

■ひざ痛の新たな救世主「再生医療」

どうしても手術に抵抗があるという方には**「再生医療」**という選択もあります。

それが、炎症を取るための**ＰＲＰ治療（多《た》血小板《けっしょうばん》血漿《けっしょう》治療《ちりょう》）**と、軟骨自体を再生させる**幹細胞治療**です。

どちらも自分の血液や脂肪といった組織を使用して行うため、薬物のように副作用を起こすことは滅多になく、安全性が高いという特長があります。

幹細胞治療については192ページからくわしく説明するとして、ここではＰＲＰ治療についてお話ししたいと思います。

ＰＲＰ治療は、血液の血小板を濃縮したものを関節に注射する治療法です。

血小板内の「成長因子」という物質が、組織や細胞に働きかけて治癒力を高めたり、炎症をおさえたりすることで効果を発揮します。

痛み止めの内服やヒアルロン酸注射、ステロイド注射を行っても効果がなかった方に対しても、**PRP治療で痛みが改善**するケースが多数報告され、野球界ではメジャーリーグで活躍する田中将大選手が肘のケガの際にPRP治療を受けて、無事手術を回避できたことが話題になりました。

PRP治療のすごいところは、治癒力を高めて通常よりも治る期間を短縮させるだけでなく、「以前からの慢性的な痛み」や、「たまに決まった場所が痛む」といった、治る反応が止まってしまっている場合にも、**成長因子の働きで治す反応を再稼働**させて、もう一度治癒を目指すことができる点です。

デメリットとしては、効果には個人差が大きいことです。

また、徐々に治っていくため、一度きりの注射よりも、何回か注射をして**効果を加速**させたほうが、より高い効果が得られます。

従来のPRP治療では、白血球という成分が多く含まれたため、投与時からしばらくのあいだは注射部位に炎症が起こって、激しい痛みが出るケースがありました。

当院で採用している方法では、PRPを作製した後に**凍結乾燥**させることで、血小板内の成長因子だけを抽出したものを使用しています。

これにより、炎症を引き起こす白血球の影響がなくなり、一時的な痛みの増悪もほとんどなくなりました。

さらに、従来法の**2〜8倍**という、より多くの成長因子を取り出すことができるため、今までよりも高い治療効果が期待できます。

ご紹介した三つの最新治療法は、すべて入院の必要のない日帰り治療です。

また、保険が適用されない**自費診療**であり、扱っている医療機関も限定されています。

どれも、ある程度の技術力が要求される治療となりますので、経験を積んだ見識あるドクターを受診されることをオススメします。

幹細胞治療は
軟骨を再生できる
唯一の方法！

手術を考える前に幹細胞治療という選択

軟骨を再生する最新治療として、近年、大学病院や当院をはじめとした一部の医療機関で行われているのが**「幹細胞治療」**です。

自分の幹細胞を使ってすり減った軟骨を修復するため、拒絶反応といったリスクも少なく、関節痛の根本的な解決策として、今大きな期待が寄せられています。

元となる軟骨がまったくない状態では再生する可能性は低いですが、**軟骨がまだ残っている関節**なら再生する可能性があり、手術のいらない日帰りによる治療ということで、患者さんの体にとっても非常に**負担の少ない治療法**です。

この治療では、まず、軟骨の元となる幹細胞を体から採取する必要があります。

幹細胞は骨髄、脂肪、滑膜など、体のいろいろな部位に存在していますが、東京医科歯科大学が行った研究では、骨髄、滑膜、骨膜、脂肪、筋肉の五つの部位から取り出した幹細胞を軟骨に分化させた結果、**滑膜から採取した幹細胞**がもっとも軟骨へ分化する能力が高かったと報告されています。

そこで当院では原則として、滑膜由来の幹細胞を含むひざの中の膝蓋下《しつがいか》脂肪体《しぼうたい》から幹細胞を採取しています。

この組織は「脂肪」と名前がつきますし、見た目も脂肪なのですが、脂肪滑膜という種類に分類され、滑膜の幹細胞と同等の軟骨分化能力のある細胞が採取できます。

多くのクリニックでは、採取しやすいお腹の脂肪の幹細胞を使っており、膝蓋下脂肪体の幹細胞を使用しているところはまだないため、これが当院の特徴でもあります。

次に、採取した幹細胞を**1カ月ほどかけて培養**し、細胞数を増やします。

関節の軟骨を再生させるには、この細胞数が予後に大きく関係してきます。

海外のデータによると、細胞数一千万個、五千万個、一億個で、どのくらいの軟骨が再生するかを比べたところ、一千万と五千万では大差ありませんでしたが、**一億個では軟骨形成に数十倍の差が出る結果となり、軟骨そのものの出来も良好**でした。

また、軟骨再生には細胞数だけでなく、**幹細胞の注入方法**にも工夫が必要です。私の治療では、関節の壊れている部分にしっかり届くように幹細胞を注射して、さらに注入後、患部に細胞がしばらくのあいだ浸るよう特殊な姿勢で安静を保って、幹細胞の生着率を高めるようにしています。

また、細胞をひざに注入するときは、患者さんの組織から抽出したサイトカインと、血液中の血小板に含まれる成長因子を一緒に混ぜることで、軟骨再生がより促進されるよう工夫しています。

幹細胞注入が完了したあとは、6カ月ほどの経過観察を行います。

注入後、初めの1カ月は、**軟骨再生の妨げになる、ひざに負担のかかる運動や動作は一切避けて**生活する必要があります。

効果には個人差がありますが、私のクリニックで幹細胞治療を行い、6カ月が経過したAさん（63歳男性）では、ひざの痛みはすっかりなくなり、MRI画像で確認しても**軟骨がしっかり再生されている**のがわかります（197ページ上段写真参照）。

現在、Aさんは、ジム通いやスポーツを楽しめるまで回復しました。

またBさん（53歳男性）では、**ダメージのあった半月板が修復されている**ことが、MRI画像で確認できています（197ページ下段写真参照）。

この結果は、すでに東京医科歯科大学でも臨床試験が始まっている「幹細胞による半月板治療」を実証する形にもなりました。

半月板の修復は、手術と組み合わせなければいけないケースもありますが、今後、幹細胞治療が新たな治療法として確立する可能性を大いに秘めています。

現状、医療機関によって、使用する幹細胞の採取部位や培養する細胞数、活性化物質の注入の有無、術後のリハビリなど、その質には大きくバラつきがあるため、きちんとした**実績のある医療機関**で治療を受けることが大切です。

保険の適用がないため**費用は100万〜200万円**と高額ながら、体への負担がとても少ない根本的治療という点では、手術の前段階の一つの手段として、幹細胞治療を一度検討してみるのもよいかと思います。

「幹細胞治療によるひざ軟骨の修復」

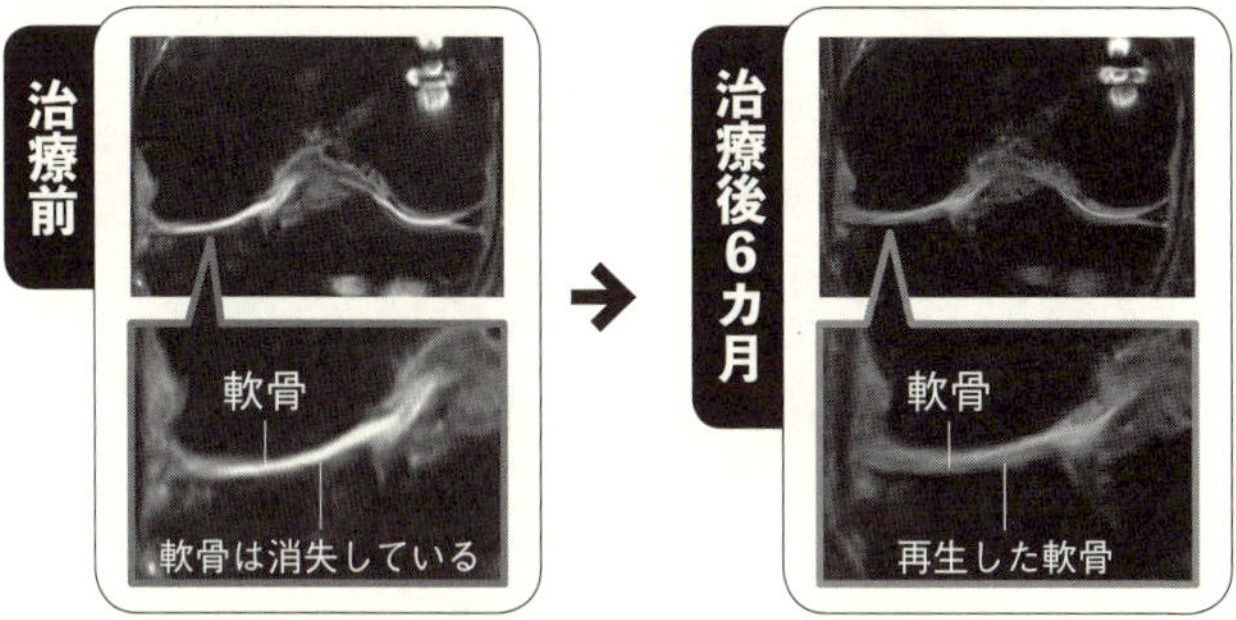

治療内容：自己間葉系幹細胞1×10⁸個（1億個）を関節内に注入（なお、幹細胞は膝蓋下脂肪体から採取）

治療費：150万円（税別）

治療後のフォローアップ：治療後1、3、6カ月後にMRI画像などで評価する

「幹細胞治療による半月板の修復」

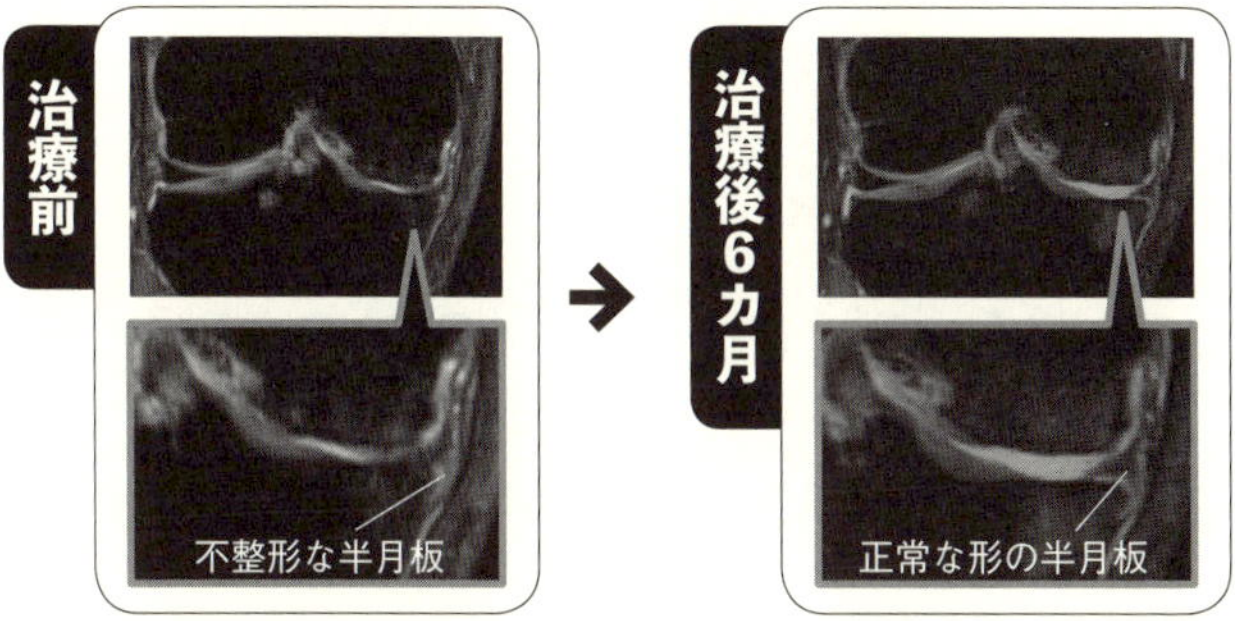

治療内容：自己間葉系幹細胞1×10⁸個（1億個）を関節内に注入（なお、幹細胞は膝蓋下脂肪体から採取）

治療費：150万円（税別）

治療後のフォローアップ：治療後1、3、6カ月後にMRI画像などで評価する

COLUMN 3

ひざ手術のメリットとデメリット

ひざの構造を根本から治療する人工関節手術。
メリットとデメリットの両方をきちんと知った上で、
手術するかどうかを医師とともに検討する必要があります。

― 人工関節手術のメリット ―

★ もともとあったひざ痛の完治率はほぼ100%

★ きれいな姿勢で歩けるようになり、歩幅も広くなる

★ 脚がまっすぐに伸びて、姿勢がよくなる

★ 体のほかの関節や筋肉の負担が軽くなる

★ 活動範囲が広がり、生活の質が向上する

– 人工関節手術のデメリット –

- 1カ月ほどの入院が必要になる
- 痛みに耐えながらリハビリを行う必要がある
- 人工関節を入れている限り細菌感染のリスクがある
- 術中・術後に、血栓ができることがある
- 人工関節が緩んだり摩耗したら、取り替え手術が必要

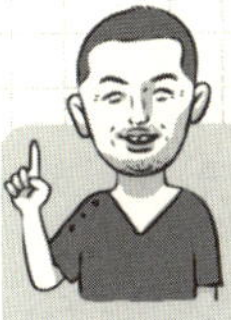

手術時期を適切に見極めることで生活の質が向上します

いつ手術をするのがベストであるかは、患者さんの**希望やライフスタイルによってまったく異なります。**「痛み止めが効かないけれど、今までどおりスポーツや旅行を楽しみたい」という方は、早めに手術を検討されたほうがよいでしょうし、「軟骨の状態が悪くても、今の痛み止め治療で満足しています」という方には、手術の必要はありません。ひざの人工関節手術は必ずしも行わなくてはいけないものではなく、あくまでご自身の**生活上の不便さを解決する手段だと覚えておきましょう。**

ひざの若さチェックリスト

以下の項目をチェックして、
危険度とケア方法を参考にしてください。
１つもチェックがなかった人は、若いひざの持ち主です。
第3章を参考に関節年齢をキープしましょう。

<table>
<tr><th>チェック項目</th><th>危険度（★）／ひざの状況</th><th>ケア方法</th></tr>
<tr><td>□ エレベーターやエスカレーターがあれば階段を避ける</td><td rowspan="2">★
ひざが悪くなる素因がある</td><td rowspan="2">インソール、筋トレ、減量</td></tr>
<tr><td>□ くつの底は外側からすり減る</td></tr>
<tr><td>□ 天気が悪かったり寒かったりするとひざが痛くなる</td><td rowspan="2">★★
将来痛みが出やすい</td><td rowspan="2">インソール、筋トレと減量の強化</td></tr>
<tr><td>□ 階段では（痛くはないが）手すりを使いたくなる</td></tr>
<tr><td>□ 今は痛くないが、ひざに水が溜まったことがある</td><td rowspan="2">★★★
すでに小さいダメージがある可能性大</td><td rowspan="2">ひざ若返り体操やサポーターの装着</td></tr>
<tr><td>□ 朝、ひざがこわばった感じがする</td></tr>
<tr><td>□ 以前よりもひざが腫れている</td><td rowspan="2">★★★★
少なくとも小さいダメージがあって炎症が起こりやすい状態</td><td rowspan="2">接骨院、鍼灸院などの施術、運動後のクーリング</td></tr>
<tr><td>□ スポーツや長時間の歩行などの後にひざが痛くなる</td></tr>
<tr><td>□ 階段下りで痛みがある</td><td rowspan="3">★★★★★
構造に問題がある可能性大</td><td rowspan="3">整形外科受診レベル</td></tr>
<tr><td>□ 正座ができない</td></tr>
<tr><td>□ 動き始め（立ち上がりや歩き始め）で痛みが出る</td></tr>
</table>

あなたにぴったりのひざ痛ケアは？

【治療選択チャート】

ひざ痛治療に迷ったときは、このチャートを活用しましょう。
まずは私がオススメする10種の治療法についてご紹介します。

・関節注射
ひざにヒアルロン酸を注射して、痛みをやわらげる治療法。炎症がひどい場合は、ステロイド剤の使用も。

・柔道整復
マッサージやテーピング、低周波療法や温熱療法などで、筋肉や腱の痛みをやわらげる方法。

・サプリメント
グルコサミン、コンドロイチン、MSM、２型コラーゲン、ヒアルロン酸、アガロオリゴ糖のサプリメントの服用でひざの炎症を抑える方法。

・再生医療
炎症を取るための PRP 治療と、軟骨自体を再生させる幹細胞治療があり、自分の血液や脂肪などを使用するため、副作用が少なく安全性が高い。

・手術
人工関節手術をはじめとした手術による、ひざの構造を根本から変える治療法。

・漢方
自然界にある植物や鉱物などの生薬を、複数組み合わせてつくられた漢方薬を用いて、症状や体質などから診断、治療する東洋医学。

・DKS 療法
弱まった筋肉を強めることで、筋力バランスの乱れを整え、痛みを改善させる方法。高純度半導体ゲルマニウムを皮膚に貼って、機能回復を図る。

・鍼灸
金属の細い針をツボに刺したり、もぐさを燃焼させてツボに刺激を加えることで、痛みや筋肉のコリ、血液循環の促進を図る方法。

・積聚《せきしゅう》治療
日本で開発された鍼灸の一流派。腹部の痛み、硬さ、拍動といった症状から診断し、背中に軽い鍼を打つ方法。

・良導絡
日本で開発された鍼灸の一流派。皮膚通電抵抗を測り、体表の自律神経 (交感神経) 系の興奮性をとらえて鍼を打つ方法。

STEP 1

治療選択チャートに進む前に、
まずは下のアンケートに答えてください。
アンケートの結果でSTEP 2で行う
チャートの種類が決まります。

質問	Yes	No
① 動き始めでひざが痛む	◇◇	●
② ひざの曲げ伸ばしがスムーズではない	◇	
③ 階段を1段ずつ上り下りできない	◇◇	●
④ ひざが腫れている	◇◇	●
⑤ 疲労感がある	●	
⑥ 眠りが浅い、眠れない	●	
⑦ 冷え性である	●	
⑧ 手足がむくむ	●	
⑨ 体格指数(BMI)※が25以上である	➡ 栄養指導が必要	
⑩ 1日30分以上歩いていない	➡ 運動指導が必要	
⑪ これまで3種類(整形外科、接骨院、鍼灸など)以上の治療を行ったが不十分だ	➡ 再生医療、手術を検討	

※体格指数(BMI)=「体重(kg)÷身長(m)÷身長(m)」

◇の合計数＿＿＿＿＿個　　●の合計数＿＿＿＿＿個

◇の数のほうが多かった人は ➡ Aのチャートへ
●の数のほうが多かった人は ➡ Bのチャートへ
◇と●が同数だった人は → A、Bどちらのチャートでも OK

STEP 2 - Ⓐ 西洋医学 治療選択チャート

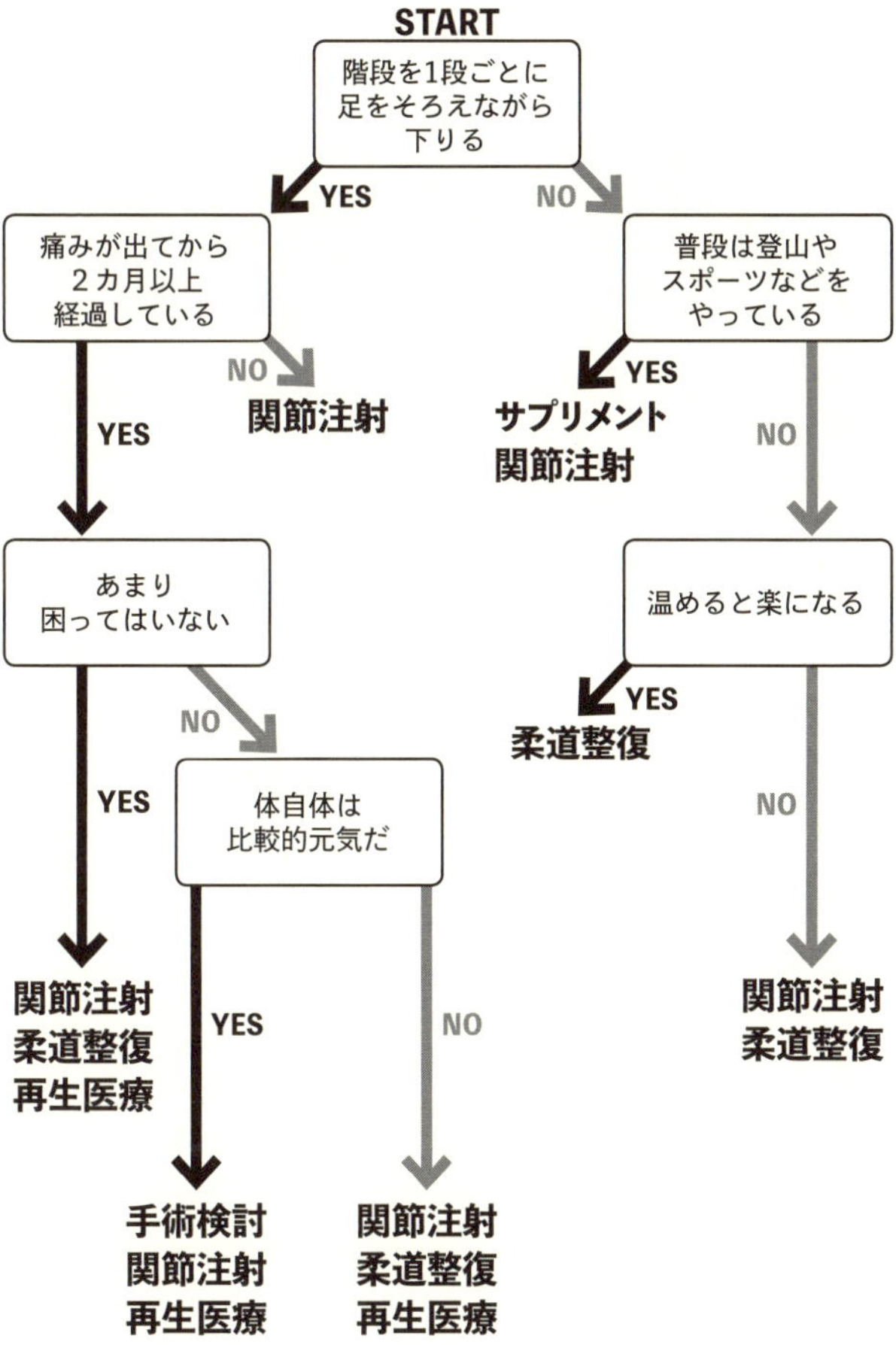

STEP 2 - B 東洋医学治療選択チャート

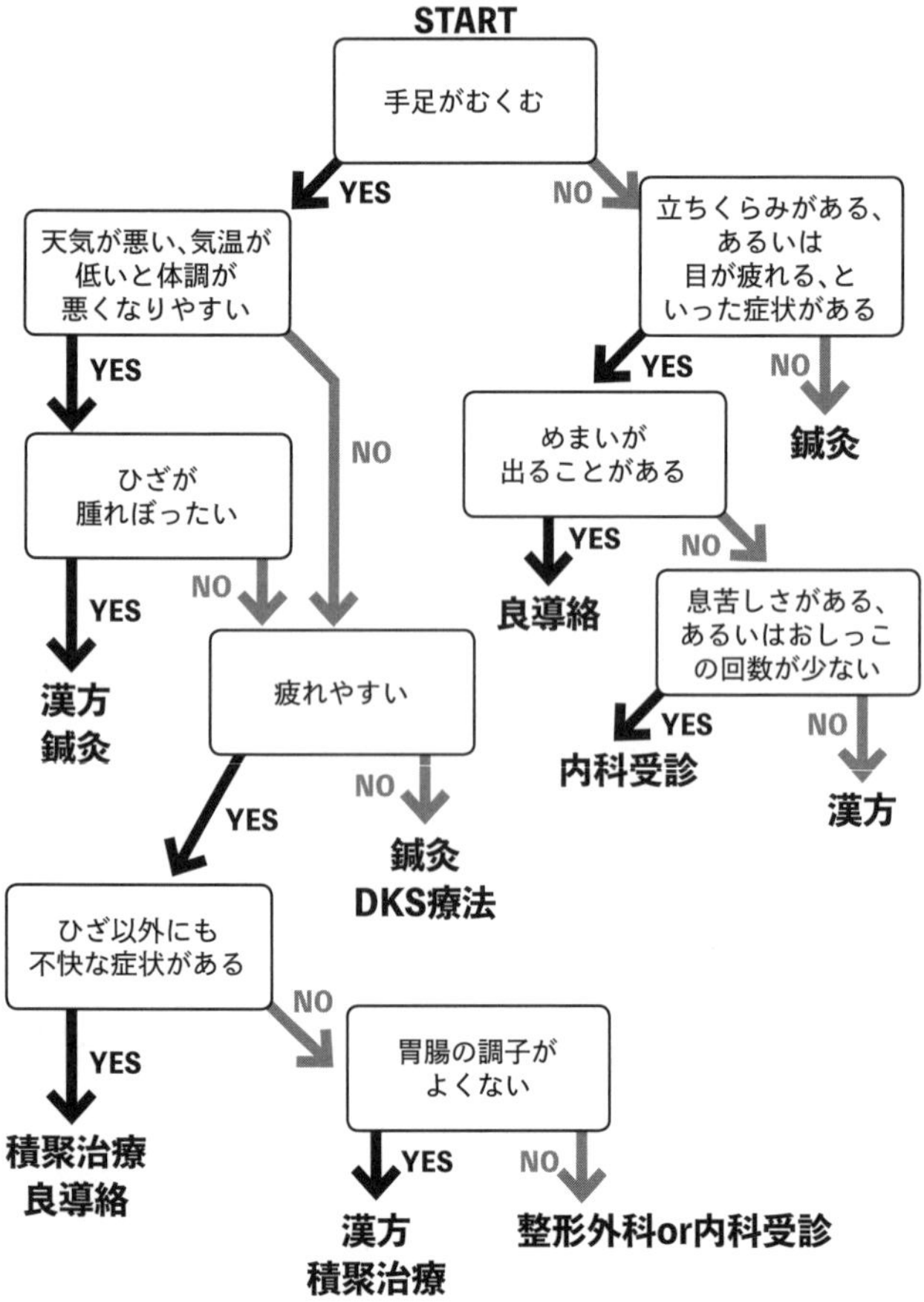

おわりに

ひざ関節が専門の整形外科医として、約20年ひざの治療に携わってきました。

長い年月診療をしてきて、常々感じていたのは「整形外科的治療だけでは、ひざ痛の改善には限界がある」という現実でした。

ひざ痛の最終手段である人工関節手術は、ひざの痛みから解放されるための大切な選択肢ではありますが、変形性膝関節症は生死に関わる病気ではないため、「絶対にしなくてはいけないもの」では決してありません。

そこが、逆に患者さんの頭を悩ませる原因でもあります。

患者さん個々の年齢やライフスタイルによって、その方がどこまでの回復を望むかは異なり、たとえ関節が壊れたままの状態であっても、とにかく痛みから一時的にでも解放されればよいと考える人もいれば、これからまだまだ山登りだってゴルフだって旅行だって楽しみたいと考える人もいるでしょう。

手術以外の有効で科学的根拠のある選択肢をもっと提示してあげられれば、彼らの悩みや苦しみを少しは楽にできるのではないか？
そんな思いから立ち上げたのが、「ＮＰＯ法人　腰痛・膝痛チーム医療研究所」であり、関節の再生医療専門クリニック「リソークリニック」です。

本書には、私が今まで培った経験を元に考案した、ひざの痛みをやわらげ、本来持つ機能を回復させるための「ひざ若返りメソッド」や受診目安がわかるチェックリスト、治療選択の参考となるチャートのほか、治療の幅を広げる最新情報を詰めこみました。
ひざ痛に悩むすべての方の励みになればと、この本をエールとともにお届けします。

最後に、この本を手に取ってくださった読者の方には心からの御礼を申し上げます。
本当にありがとうございました。

磐田　振一郎

参考文献

- Reginster, JY. et al.: Lancet 357: 251-256, 2001
- BMJ (Clinical research ed.). 2015 Jun 16;350;h2747. doi: 10.1136/bmj.h2747.
- J B Thorlund, C B Juhl, E M Roos, L S Lohmander
- 「変形性膝関節症の運動・生活ガイド」第３版　2005年、杉岡洋一（監修）、日本医事新報社（出版）
- nature genetics VOL.37 No.2、2005年「アスポリンのアスパラギン酸反復配列の多型が軟骨形成を抑制し、変形性関節症の罹病性を上げる」
- 小林製薬からだ情報「すこぶる」2017年秋号
- 「漢方医学用語のない漢方案内～整形外科　実臨床でのアルゴリズム～」東京蒲田病院　冨澤英明　2018年
- https://www.rehabilimemo.com/entry/2016/01/07/133947
- 「軽度から中程度の変形性ひざ関節症の方にカテーテル治療を行なった後の、中期成績とMRIの変化」奥野祐次　2017年

［著者］
磐田 振一郎（いわた　しんいちろう）

1971年生まれ。1996年に慶應義塾大学医学部卒業後、2010年まで同大学関連病院整形外科勤務。2004年にスタンフォード大学工学部に留学し、客員研究員としてひざ関節の動作解析および軟骨のMRI測定について研究。帰国後は、各地の総合病院にてフリーの整形外科医として人工膝関節手術をはじめとした手術の執刀、診療に携わる。手術件数は、過去20年間で2000件を超える関節手術のエキスパート。2009年に、鍼灸院、接骨院など他職種との連携、情報交換を図り、患者のQOL向上を目指して「NPO法人　腰痛・膝痛チーム医療研究所」を設立。2017年より帝国ホテル東京本館4階にて、関節の再生医療を専門とした「リソークリニック」を開院。

医学博士
日本整形外科学会認定整形外科専門医
日本再生医療学会認定再生医療認定医
日本体育協会公認スポーツドクター

［staff］
デザイン　渡邊民人・清水真理子（TYPEFACE）
撮　影　NATSUKI（STUDIO BAN BAN）
モデル　平野ひかる
協　力　田中一行（鍼灸師）田場吏（鍼灸師）松本咲子（リソークリニック）
校　正　くすのき舎
イラスト　安達美樹
編　集　伊藤みかこ・赤坂野恵（ゲンキのモト編集室）江 建（ノマディカ）
進　行　荒牧義人・高橋栄造・小泉宏美（辰巳出版）

100歳まで自分の足で歩ける ひざ年齢 若返りメソッド

2018年12月20日　初版第1刷発行

著　者　磐田振一郎
発行者　廣瀬和二
発行所　辰巳出版株式会社
〒160-0022 東京都新宿区新宿2-15-14 辰巳ビル
TEL 03-5360-8956（編集部）03-5360-8064（販売部）
FAX 03-5360-8951（販売部）
http://www.TG-NET.co.jp

印刷所　三共グラフィック株式会社
製本所　株式会社セイコーバインダリー

本書へのご感想をお寄せください。また、内容に関するお問い合わせは、お手紙、FAX、メール（otayori@tatsumi-publishing.co.jp）にて承ります。恐れ入りますが、お電話でのお問い合わせはご遠慮ください。本書の一部、または全部を無断で複写、複製することは、著作権法上での例外を除き、著作者、出版社の権利侵害となります。落丁･乱丁本はお取り替えいたします。小社販売部までご連絡ください。

© Shinichiro Iwata , TATSUMI PUBLISHING CO.,LTD. 2018
Printed in Japan　ISBN978-4-7778-2241-6 C2047